婴童四书

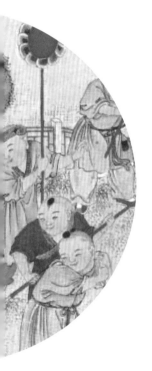

婴童释图

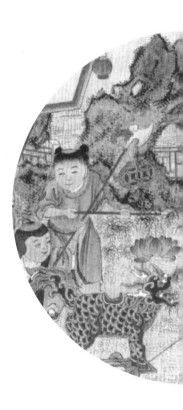

侯江红 著

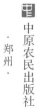 中原农民出版社
·郑州·

图书在版编目（CIP）数据

婴童释图 / 侯江红著 . —郑州：中原农民出版社，2018.4
（婴童四书）
ISBN 978 - 7 - 5542 - 1856 - 3

Ⅰ . ①婴… Ⅱ . ①侯… Ⅲ . ①中医儿科学 - 图解

Ⅳ . ① R272 - 64

中国版本图书馆 CIP 数据核字（2018）第 036451 号

婴童释图

YINGTONG SHITU

出版社：中原农民出版社

地址：河南省郑州市经五路 66 号　　　邮编：450002

网址：http：//www.zynm.com　　　电话：0371-65751257

发行：全国新华书店

承印：河南安泰彩印有限公司

投稿邮箱：zynmpress@sina.com

医卫博客：http：//blog.sina.com.cn/zynmcbs

策划编辑电话：0371-65788653　　　邮购热线：0371-65724566

开本：710mm×1010mm　　　1/16

印张：18

字数：265 千字

版次：2018 年 4 月第 1 版　　　印次：2018 年 4 月第 1 次印刷

书号：ISBN 978 - 7 - 5542 - 1856 - 3　　　定价：139.00 元

本书如有印装质量问题，由承印厂负责调换

前言

　　临证数十载，总该有些东西示于同道，佐参于临床，希望有所裨益。有同道之良师益友谏言写一个理、法、方、药系列书，思来想去，总觉太大太深，学识无以及达，能拿出手的也仅是一些临床刍议小技，最终以《婴童四书》概为书名，亦即四本有关小儿临床的经验体会：一为《婴童医理》；二为《婴童医案》；三为《婴童释图》；四为《婴童释问》。所以冠名"婴童"，乃小儿又称，且较为顺口而已。寻问同道，皆以为可，遂定下《婴童四书》。虽四书浅薄，但皆源于临证之悟、之验，且吾有临证留痕之习，数载临床存积了不少笔墨，所以，若是仅供同道佐参，还算有些意义。

　　中医之道深奥莫测，探索之路无境，仁则见仁，智则见智，各抒己见，百家争鸣，故望同道指正！

　　《婴童医理》，简书临证中为小儿医之感悟、观点、体会、经验，或者共识，或识证之技，或临证施治之法，或先人医理之释，凡此诸多，皆为婴童医理，内容题目，皆以"论"为名，如"小儿脾胃论""小儿问诊论""小儿亚健康论""小儿欲病论"，名称以传统中医称谓冠首，无者冠以现代名词、名称，如"小儿疱疹性咽峡炎论""小儿秋泻论"等。所谓"论"者，小议之论也，非故弄虚玄之意。书分上论、中论和下论，上论者，关乎小儿之如何吃、睡、玩，或为医之道，为师之表，为徒之守，或四诊之技，或研读古人之悟。中论者，关乎临证之治法、治则、外治之术、方药之论、调理之技，总关小儿临证施治之验。下论者，关乎临证多病证之议，关乎小儿常见多发之病、之证，如"小儿汗证八法论""小儿上病下取论""小儿久咳论""小儿退热八法论""小儿'三炎'论""小儿血病论"等。全书均为吾临证之小技小法，又因擅长脾胃之论，故诸论从脾胃者居多。各论表述或多或少，不以长短为要，有寥寥数语者，也有长篇之文，盖从心悟而定。

《婴童医案》，乃临证有效医案。医案之述，遵其实况，皆为临证实例，入书标准为有效，其有效皆为亲自随访，或随于即时，或访于日后因他病就诊之机，原始记录皆有纸质、录像，或有图片。医案题目或始自病名、证名、症名、治法、病因、病机，不以定式，如"小儿久咳案""小儿手足心萎黄案""上病下取疗麦粒肿案""母子同治案"，无相应中医名称者，冠以现代医学名称，如"小儿疱疹性咽峡炎案"。小儿为病，多为常见多发之恙，疑难杂症不众，故《婴童医案》皆为小儿临证之雕虫小技，羞于大家之阅，仅为基层同道小参。案中所施之方，均源自临证经验之方，不外"消积方""感热方""咳嗽方""亚康方""婴泻方"五方，诸案多为五方加减化裁而来，为此，原本欲定书名为《婴童五方医案》，基于与余三书名称匹配，故仍以《婴童医案》为名。吾以为，擅长简明之法，调治繁杂之疾者，力荐也！《婴童医案》，言述临证治病之小故事。

《婴童释图》，全书均为临证望诊所获征象之可视图片，如发黄、面色萎黄、皮疹、手足心脱皮、针眼、皮肤粗糙、二便之异等共500余幅。每幅图片释有吾解，图说小儿临床可视性望诊之候，并述其临床伴随症状，旨在为同道四诊佐参比对，协助辨证论治。图片依据部位分门别类，如头面颈、眼耳鼻口、舌、胸腹、背臀、四肢、前后二阴、分泌物及排泄物。在该书中，如若同一患儿有多幅不同部位图片，则均在其中一个分类中显示，如湿疮，会有同一患儿的面部图片、腹部图片、四肢图片，皆在某一分类中同时出现，旨在方便整体理解。总之，《婴童释图》是以本人之见识，释解临证之图候。仅为同道所目参，且因于拍摄之光照、之角度不同，其图之色差有不尽意者，如舌之色，咽之赤，面之萎等。图片中某些非健康又非疾病之象，均以第三状态（亚健康、灰色状态、中间状态）释解，如皮肤粗糙、爪甲不荣、发不荣、面色萎黄等。"释图"者，释解临证之图像也。故《婴童释图》亦旨在为初为小儿医者提供直观参照，也是在校医学专业学生临床参考之书，以补当今教材之乏缺。

《婴童释问》，全书就小儿健康、疾病、保健、护理等诸多应知应会之疑，做出共识性及个识性释解。旨在为父母解惑。释问虽面向应知应会之父母，亦为儿保医师、临床医师、全科医师提供些临证解惑之话述，不使临证家长之问而謇塞，故尔，医者阅之也益。全书所列之问，源于有三：一是基于临证多年家长常疑常问；二是基于无数次科普宣教互动中所征集的三千余个问题归纳而来；三是基于专业需要之共性应知应会问题。全书力争通俗易懂，即为家长们学习，又为小儿医者参阅。

侯江红

丁酉年仲夏于绿城郑州

目 录

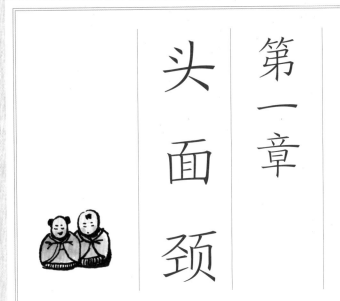

第一章

头面颈

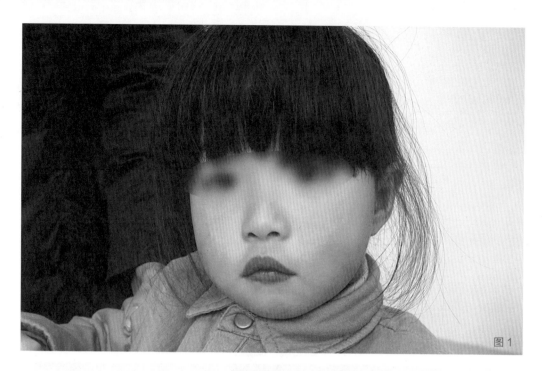

图1 女，3岁。头发色黑有泽，面色红润，口唇淡红。属正常头发及面容。

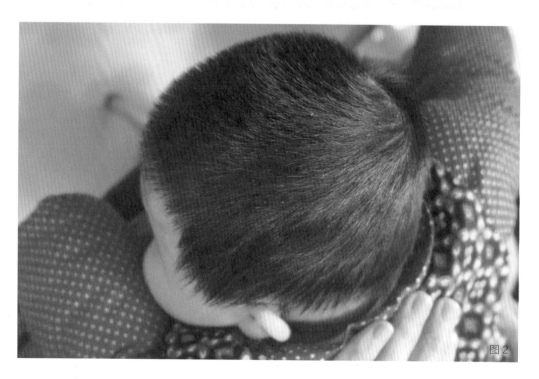

图2 婴儿发黑有泽，属正常发色。

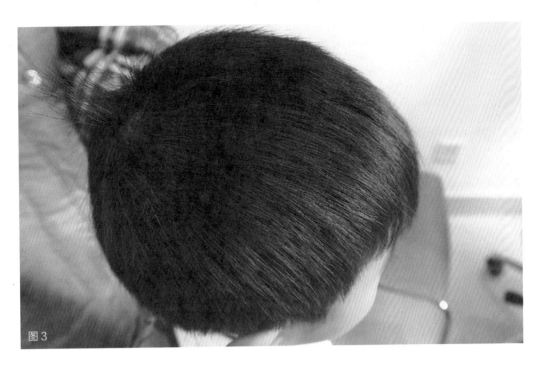

图3 小儿发黑有泽，属正常发色。

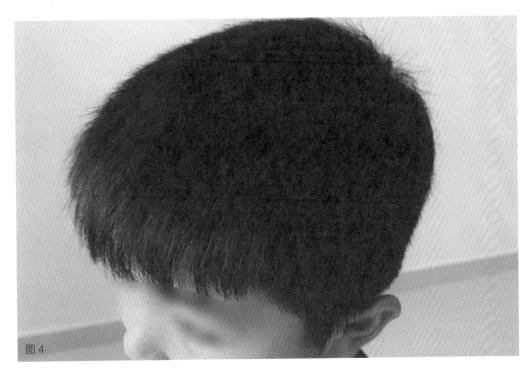

图4 男，5岁4个月，高敏体，易咳嗽，易生湿疮。发黑有泽，属正常发色。

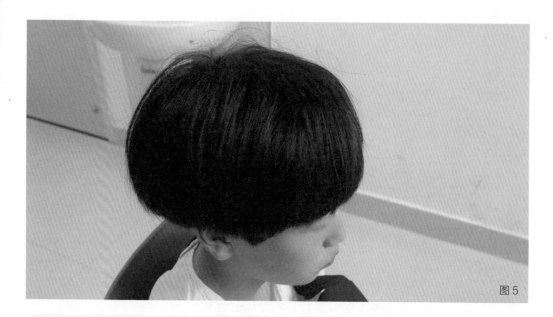

图5 小儿发黑有泽，属正常发色。

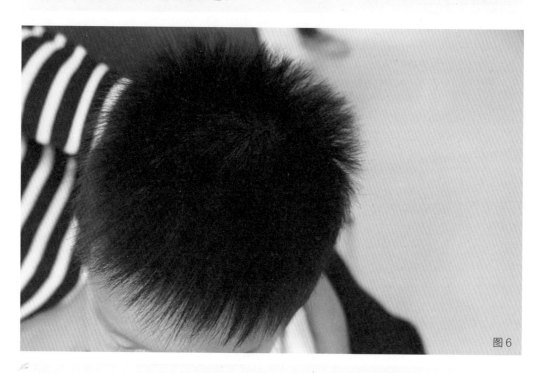

图6 女，3岁。正常发色，但发立，多为积滞所致。现症：间断大便血丝1个月。每4～5日现大便血丝，大便日四至五解，稠糊，皂块，泡沫，漏肛，稍鼻塞，舌红，苔白厚。诊断：泄泻。

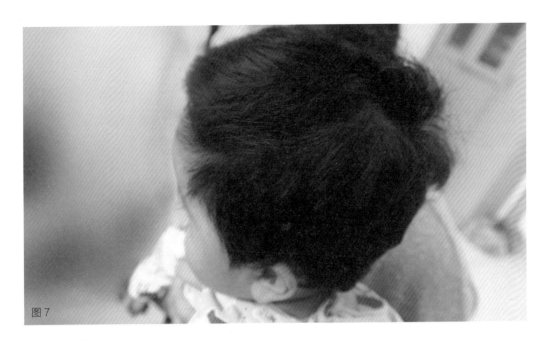

图7　女，1岁。发色黑有泽，属正常发色。

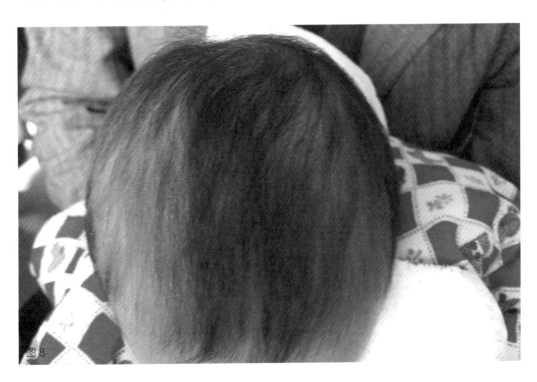

图8　患儿发结如穗（发穗），发疏，发细，属发不荣范畴。多见于积滞、疳证、厌食症等。

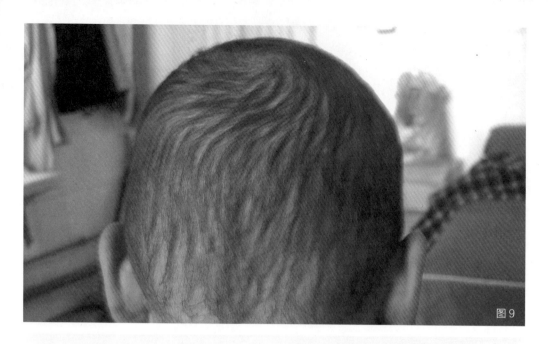

图9 男，3岁。发穗。现症：纳可，皮肤粗糙，二便可，面色常，腹胀，舌淡，苔白厚，头屑可见。积滞体。

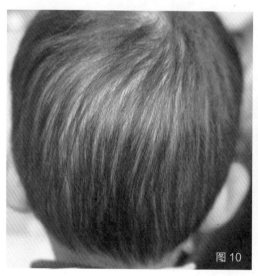

图10 女，3岁。发穗，发疏。反复呼吸道感染3个月，易咳，易热。伴面色萎黄，大便干，口臭，舌红，苔白厚腻。诊断：易感冒，亚健康。

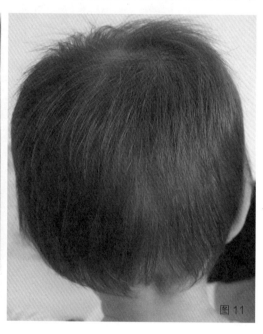

图11 女，1岁4个月。发穗，发黄，发软。

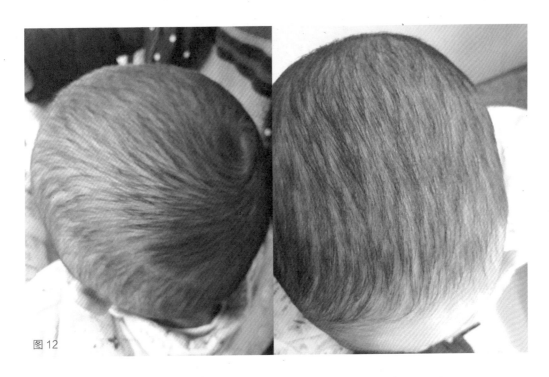

图12 男，1岁7个月。发穗。

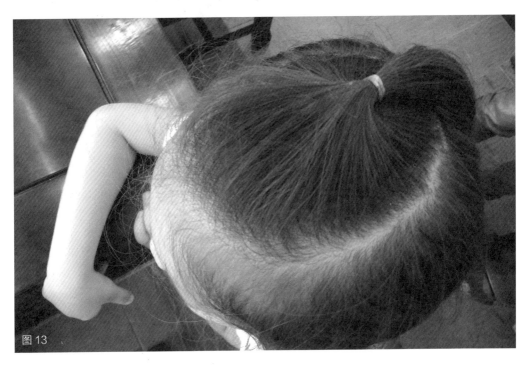

图13 患儿发黄，属发不荣范畴，多见于肺脾两虚、积滞、疳证。

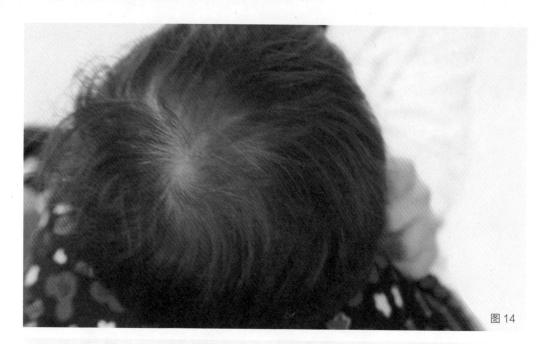

图14　女，8个月。发黄，发细，发软。多从肺脾论治。

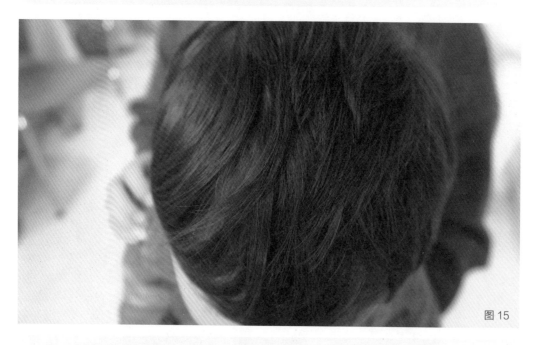

图15　男，3岁。发黄，发红，发软。现症：反复咳嗽1年余。有湿疮、荨麻疹、久泻史。现症：眼、鼻痒，面部花斑，二便可，舌红，苔白，少许头屑，皮肤瘙痒，手心热。高敏体，气虚体。

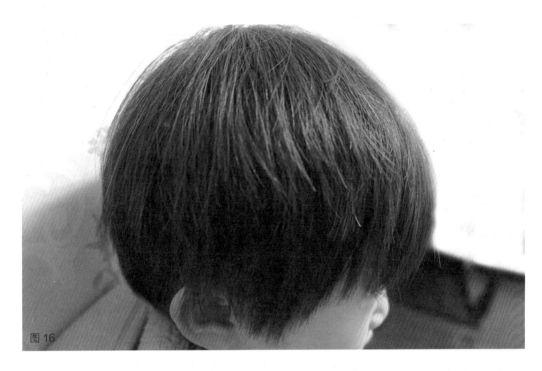

图16 女，3岁2个月。发黄，尚有光泽。有久咳、荨麻疹史。现症：清涕，口臭，大便干而少，舌红，苔白厚，心肺常。诊断：积滞。

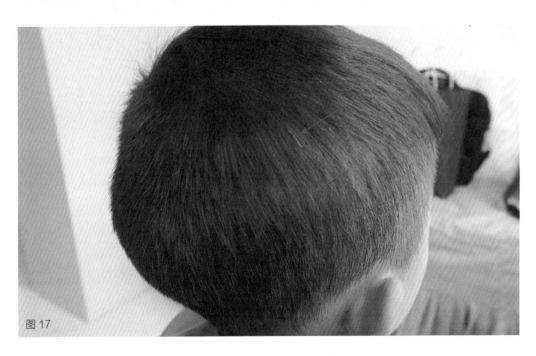

图17 男，5岁。发黄，间有少许白发。

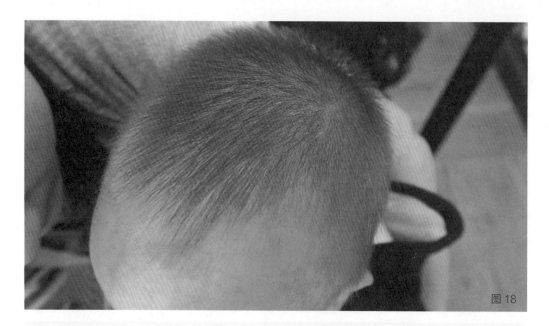

图18　男，2岁。发黄，发疏。现症：手心热，鼻痒，喷嚏多，大便干而少，舌红，苔白厚腻。属心脾积热。

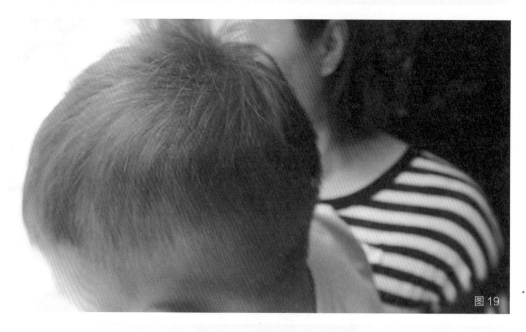

图19　男，1岁5个月。发黄，发细，发软。此患儿反复发热1年，每月1次，常伴手心热，乳蛾肿大Ⅲ度，打鼾，张口呼吸，易鼻塞，口臭，口涎，二便可，消瘦，舌红，苔白。乳蛾相当于现代医学的扁桃体炎。

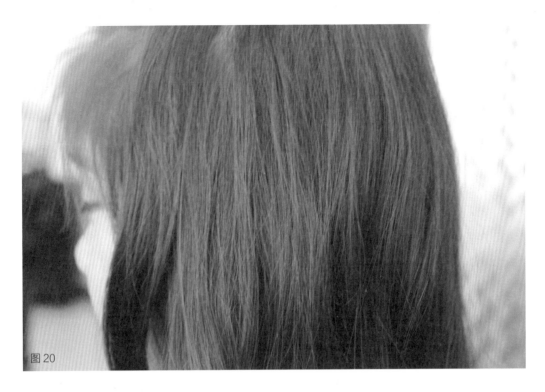

图20 女，6岁6个月。发微黄且细软。

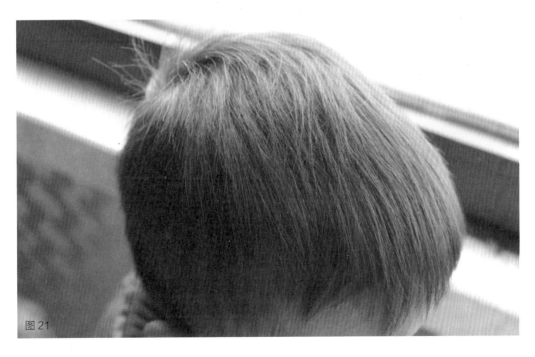

图21 男。发黄，发枯，欠润泽。

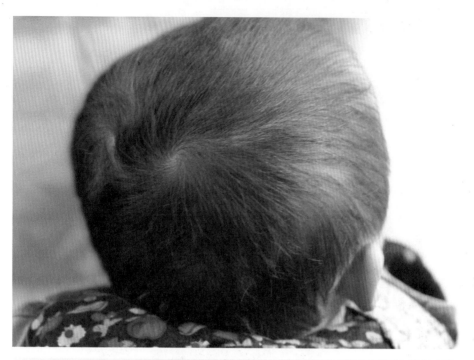

图22

图22 男。发黄，右侧发疏，发枯。

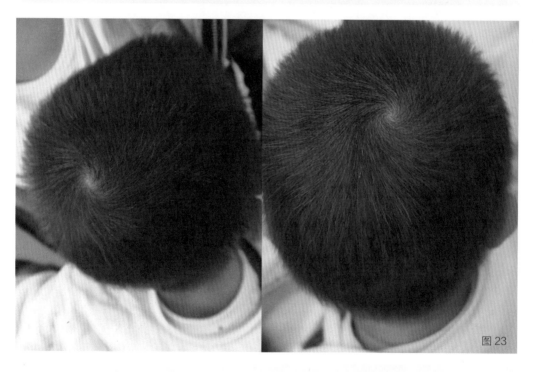

图23

图23 男，1岁4个月。发黄且隐显红色（右图明显），属发不荣。高敏体。

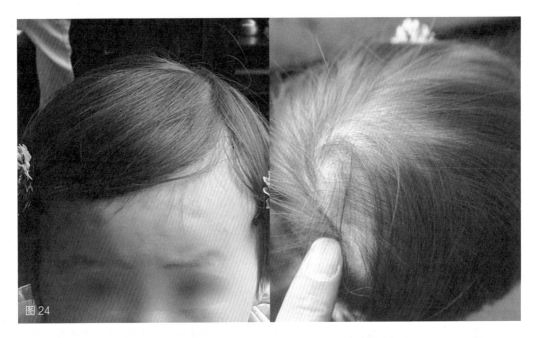

图24 女，2岁3个月。发黄，且发际仍现胎脂。近期体重增长缓慢，多脾虚湿盛。

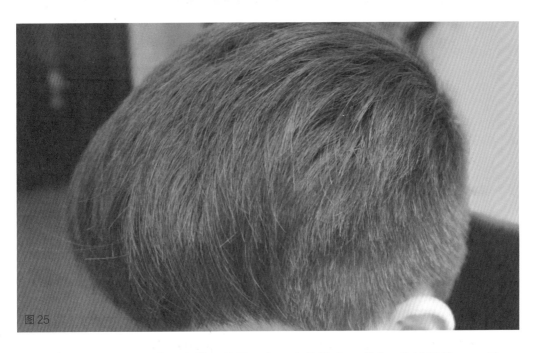

图25 男，10岁。发黄，发枯。纳呆2年，有热惊史。现症：乳蛾每月2～3次。大便干，2～3日一解，眼袋增重，易恶心，口臭，舌红，苔白腻。诊断：乳蛾（热盛体，积滞体，高敏体）。

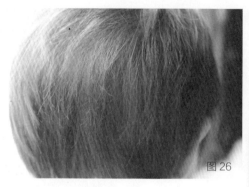

图26　女。发黄，发枯，发细。

图27　女，2岁。发黄。有热惊史。现症：反复发热1周，中高热，大便干，腹胀明显，咳嗽加重，尿赤，夜眠不安，舌红，苔白厚腻，心肺常。

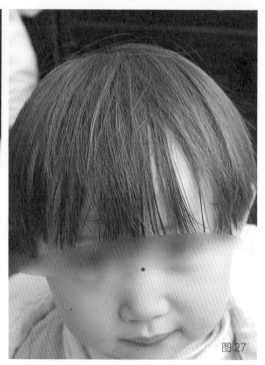

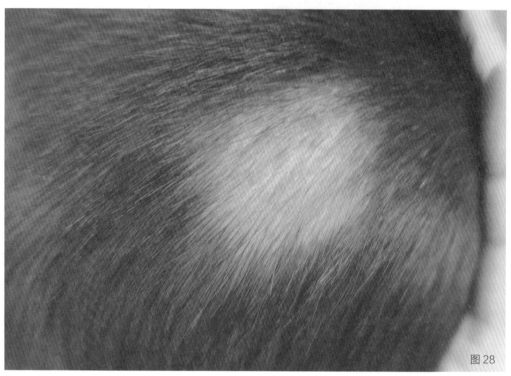

图28　男，4岁半。斑秃。现症：躁热，鼻塞明显，舌淡，苔白，二便可，心肺常。

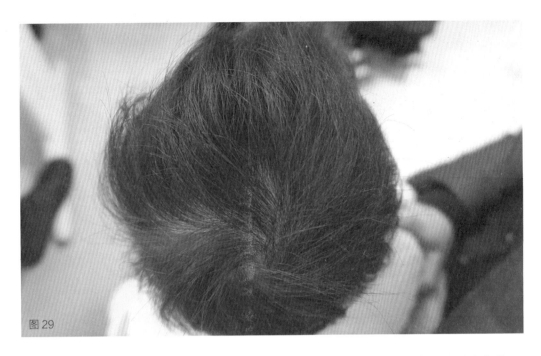

图29 女，1岁。发枯欠泽，伴露睛，皮肤瘙痒明显。现症：咳嗽2个月。干咳夜著，夜眠欠安，二便可。诊断：久咳（肺脾两虚证）。

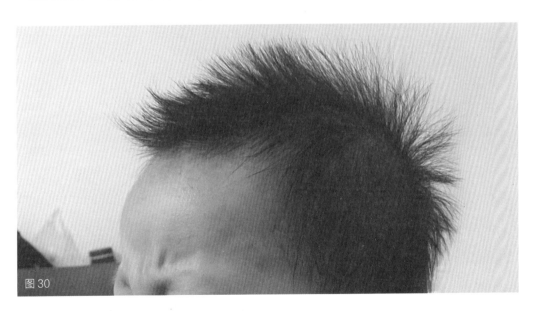

图30 1岁2个月。发立，发细。现症：近2周咳嗽，鼻浊涕，痰咳，面色萎黄，咽红，易生痱疮，二便可，舌淡，苔白，心肺常，体重增长缓慢。诊断：咳嗽，亚健康（高敏体）。

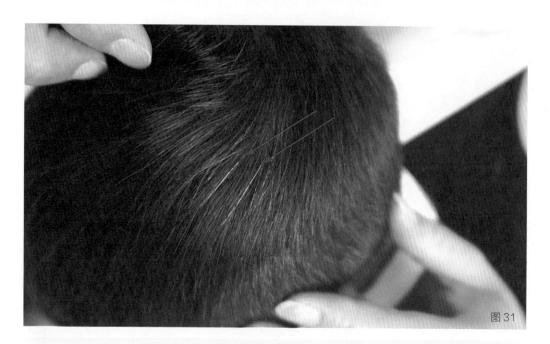

图31 男，3岁4个月。白发。反复咳喘2年余，伴大便黏腻，消瘦，纳少，腹不适，身高增长缓慢，舌红，苔白，心肺常。

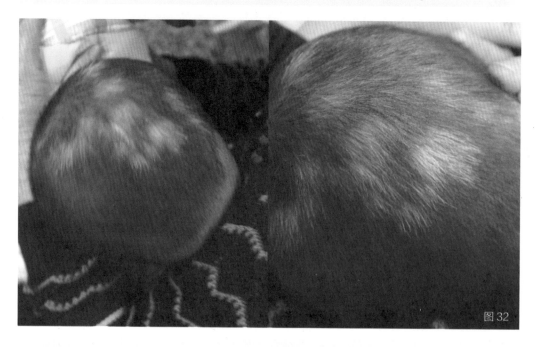

图32 患儿多处斑片白发。大面积白发，除遗传因素外，多责之于脾、肺、肾，以肺脾两虚最为常见。

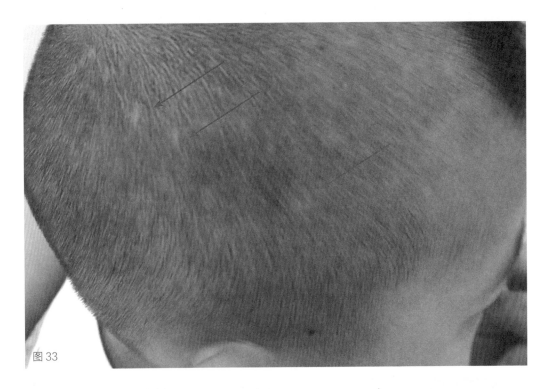

图33

图33 男，3岁半。发中可见小点片状脱发。

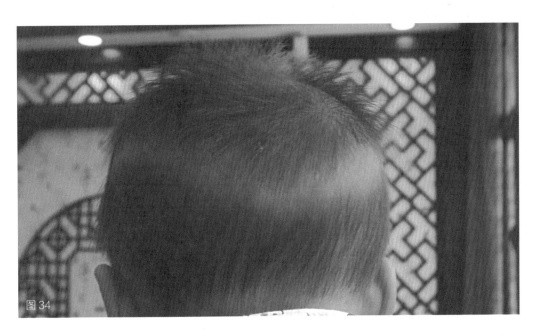

图34

图34 男，9个月。环形脱发，多见积滞、疳证，属现代医学的佝偻病范围。临床中非钙质缺乏的环形脱发最为常见。

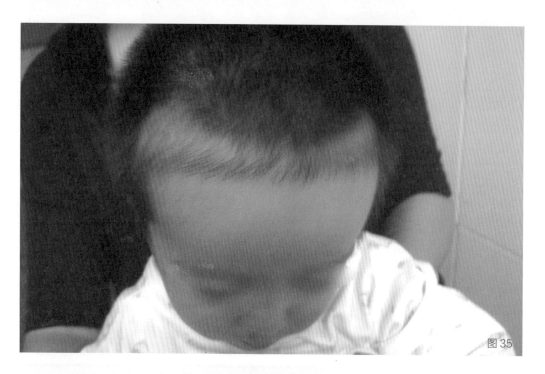

图35 患儿前额环状脱发，病因病机同枕部环形脱发。

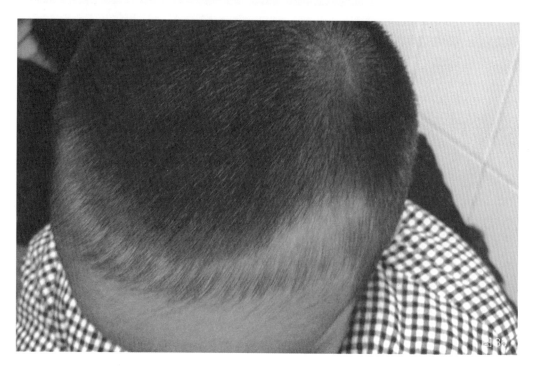

图36 男，1岁。前额环状脱发。

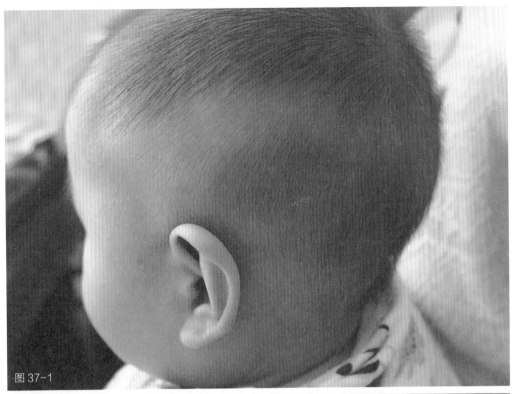

图37-1

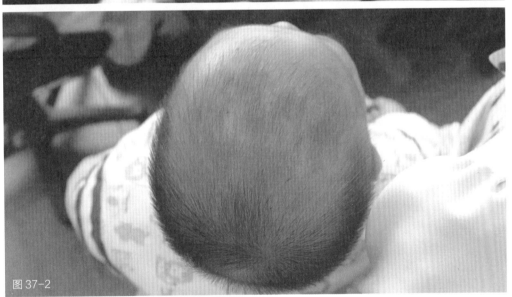

图37-2

图37-1 男,8个月。环形脱发,发疏。现症:便秘8个月,自出生至今大便干,4～5日一解,口唇干裂,甚至出血,口涎。

图37-2 与图37-1为同一患儿。顶部头发稀少明显。

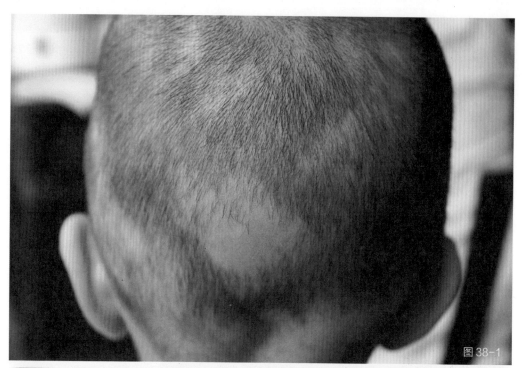

图 38-1

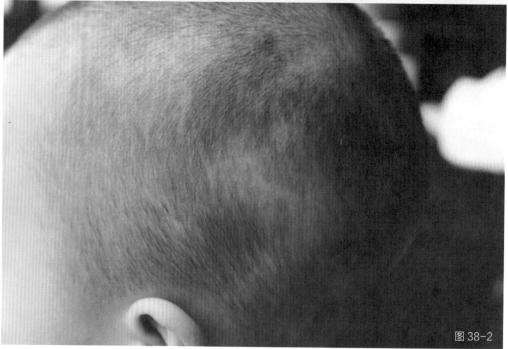

图 38-2

图38-1　男，4岁。枕部斑秃。斑秃发病原因不明，多从肺、脾、肾论治。

图38-2　与图38-1为同一患儿。左侧斑秃可见。

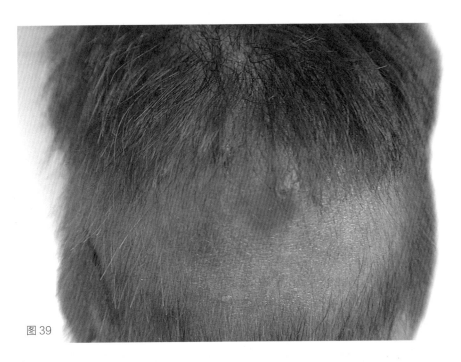

图39　男，1岁2个月。枕后发际疖肿。多责之于湿热毒邪。

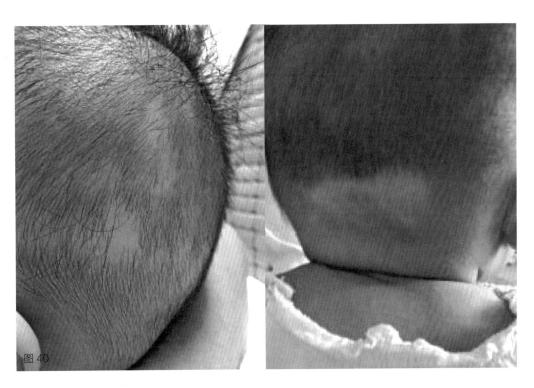

图40　婴儿斑秃。病因不明，可见于湿疮、湿热、积滞。

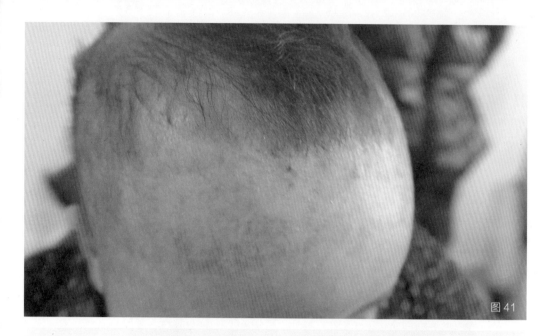

图41 女，5个月。患儿因头皮静脉输液备皮而出现局部皮损，发少，易生湿疮。小儿头皮静脉输液备皮时要小心操作，切忌剃刮过度，以免损伤皮下组织及毛囊，影响毛发生长。此类现象临床常见。

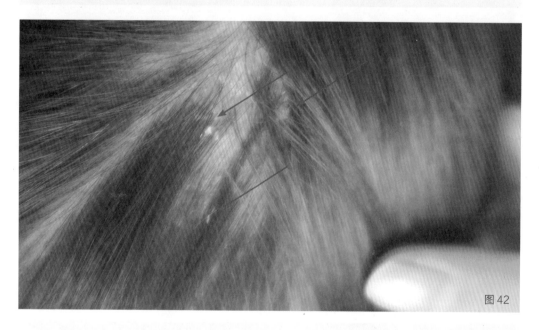

图42 患儿自出生至今，头顶发际处脂斑时出时下，影响局部头发生长。其脂斑与小婴儿胎脂类似。多从脾虚湿盛论治。

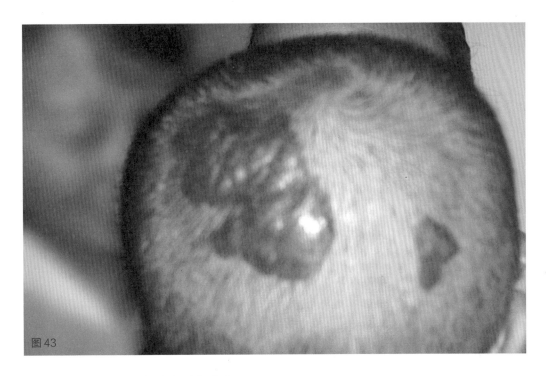

图43 患儿头部良性幼年黑色素瘤。

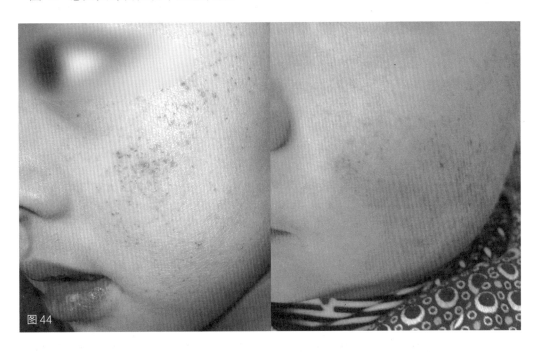

图44 患儿面部皮下点状出血，常因剧烈咳嗽或呕吐引起皮下毛细血管破裂而出血，无须处理，可自愈，只需治疗原发疾病。

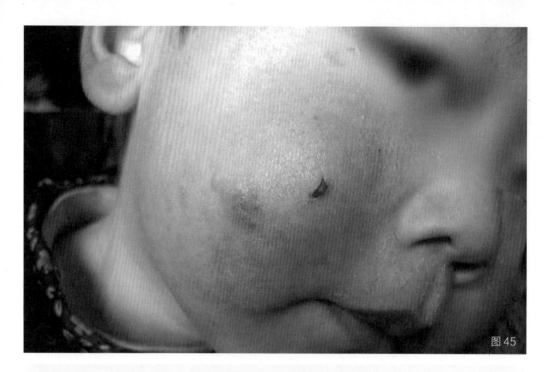

图45 患儿右侧面部冻疮，右侧面部小月牙状为指甲外伤。

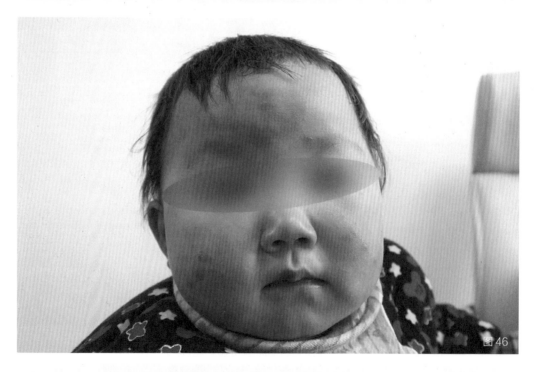

图46 女，8个月。双侧面部冻疮，发黄，心肺常。

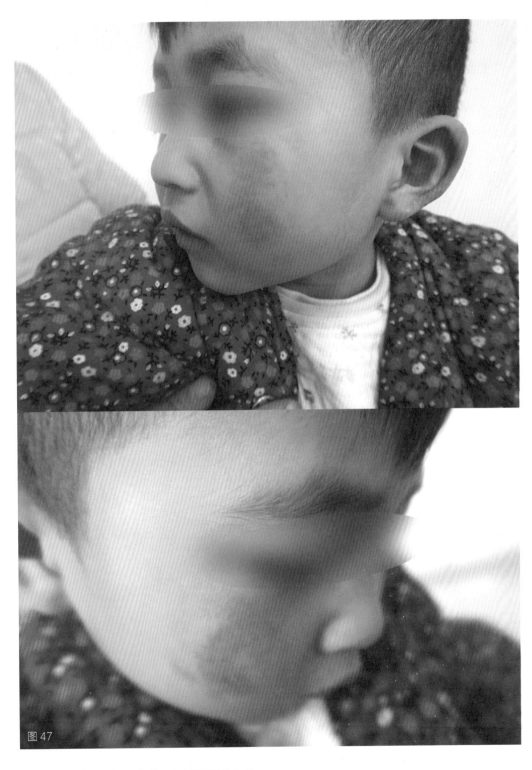

图47　男，3岁4个月。双侧面部冻疮。

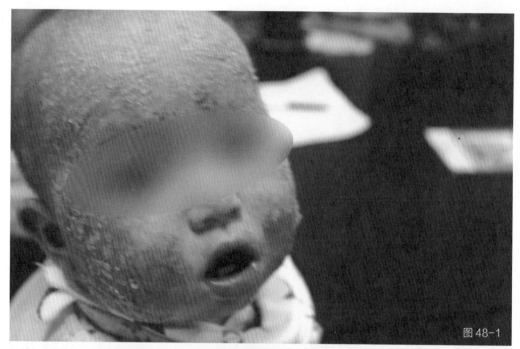

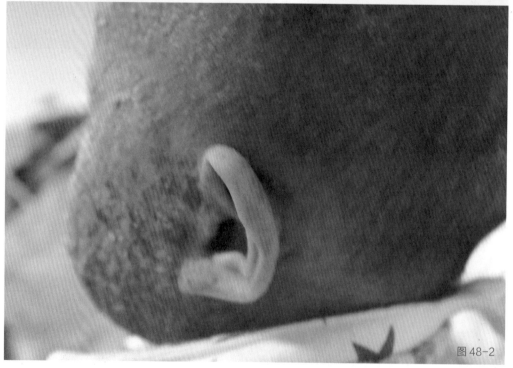

图48-1　女，8个月。湿疮，现代医学为湿疹。面部广泛湿疮，渗出，结痂。

图48-2　与图48-1为同一患儿。发际亦可见广泛湿疮、结痂、胎脂。

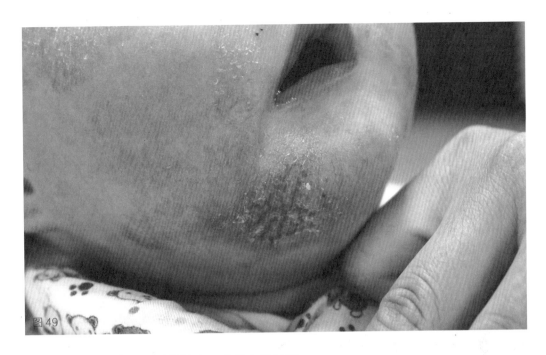

图49　男，4个月。面部湿疮，患处皮肤皲裂。

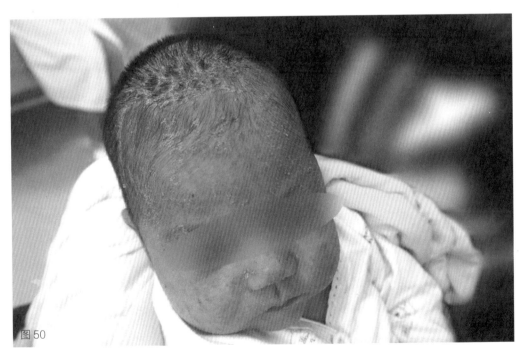

图50　男，40天。面部湿疮，发际胎脂。患儿因腹泻、湿疮、黄疸治疗后，现大便稀，日四至五解，夹杂皂块和黏液，腹胀，体重增长缓慢，舌淡，苔白厚。

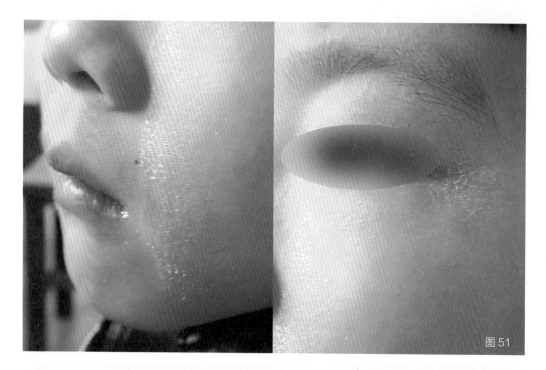

图51　男，6岁10个月。面部湿疮，左侧口角湿疮，左眼外眦湿疮。易感冒，每月
1次，双下肢皮肤粗糙、瘙痒，大便干，2～3日一解，舌红，苔白，心肺常。

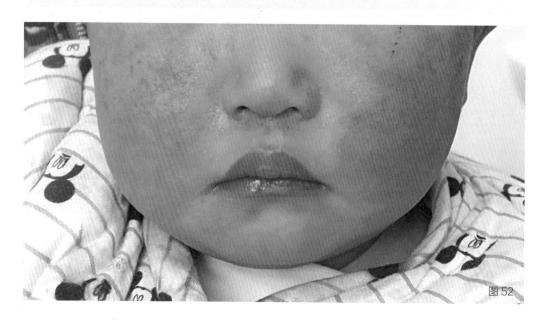

图52　男，1岁6个月。面部广泛性湿疮，皮肤潮红。现症：咳嗽4日，夜咳重，
少浊涕，二便可，双肺喘鸣音。诊断：咳嗽，急性支气管炎。

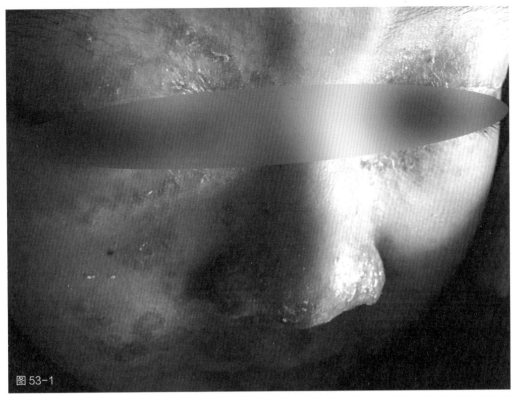

图 53-1

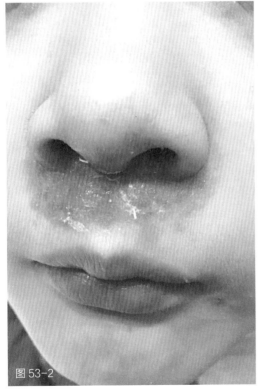

图 53-2

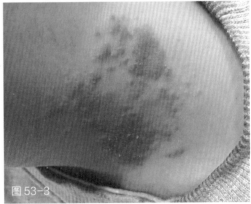

图 53-3

图 53-1 患儿面部急性渗出性湿疮。属现代医学特应性皮炎。

图 53-2 与图 53-1 为同一患儿。鼻前庭渗出明显。

图 53-3 与图 53-1 为同一患儿。颈部湿疮。

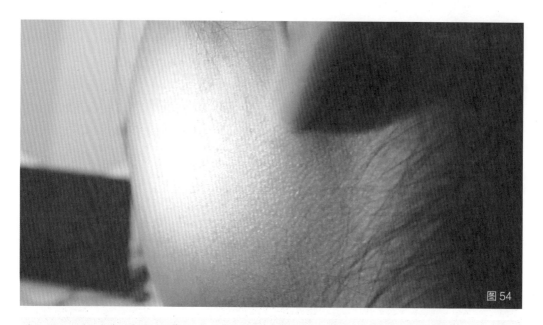

图54　女，11岁。面部粟粒样皮疹，皮疹色如正常肤色，摸之沙粒样感觉，多责之于内热、积食，此患儿平素大便干。

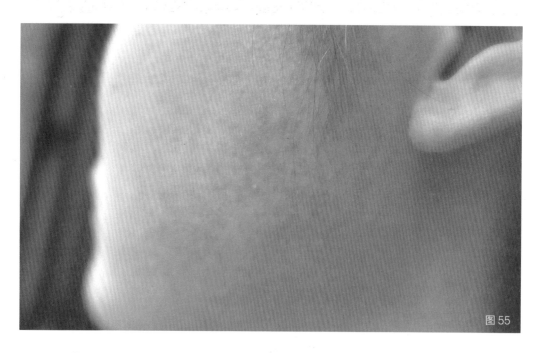

图55　女，16岁。面颊粟粒样皮疹，无瘙痒。现症：除面颊皮疹外，双上肢外侧也见同样皮疹，伴痛经，腹不适，舌淡，苔白，脉缓。

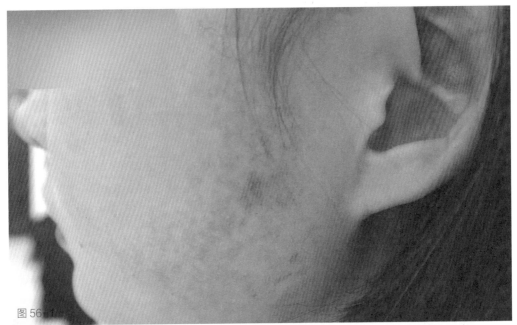

图 56-1

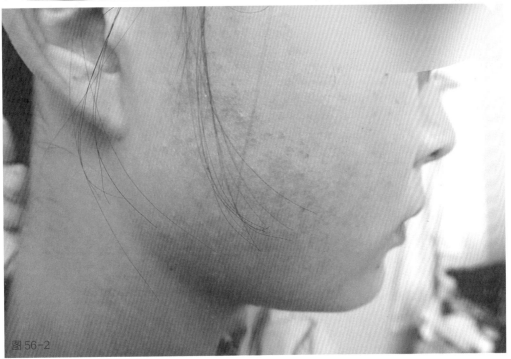

图 56-2

图56-1　女，12岁。左侧面部粟粒样皮疹，色淡红，咽红明显，舌红，苔白厚腻，脉数。类似现代医学毛囊周角化病。

图56-2　与图56-1为同一患儿。右侧面部粟粒样皮疹。

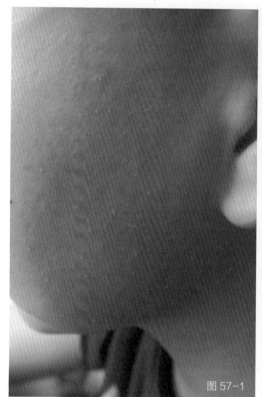
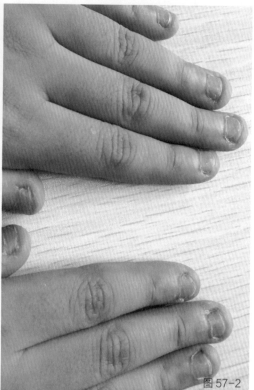

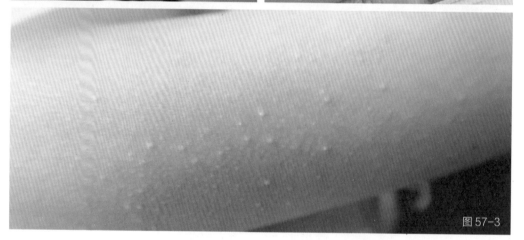

图57-1 男，15岁。面部及上肢粟粒样皮疹。现症：嗜甲多年，身高生长缓慢，纳少，大便干而少，雀斑增多，舌淡，苔白，脉缓。诊断：嗜异症。

图57-2 与图57-1为同一患儿。患儿嗜甲，十个指甲长期啃嗜，使得指端肌肉上翻明显。

图57-3 与图57-1为同一患儿。上臂外侧粟粒样皮疹。多从脾胃论治。

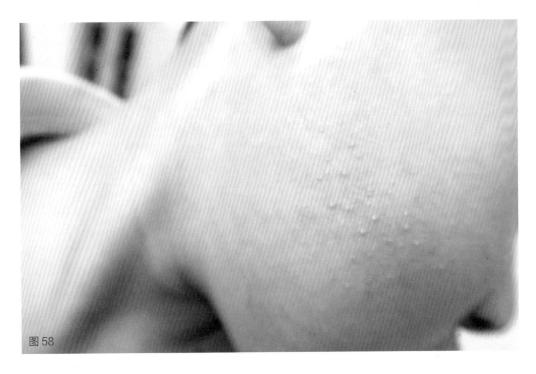

图58 男，6岁。面颊粟粒样皮疹。

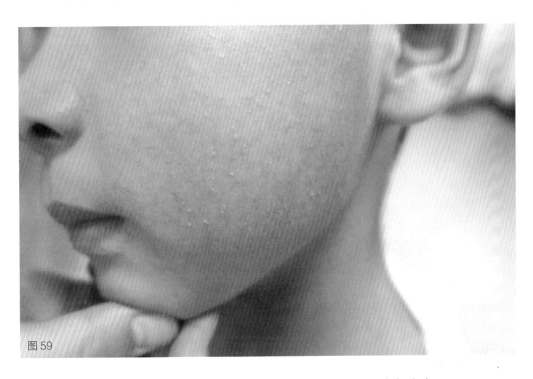

图59 男，8岁9个月。面颊粟粒样皮疹。此患儿腿部也可见类似皮疹。

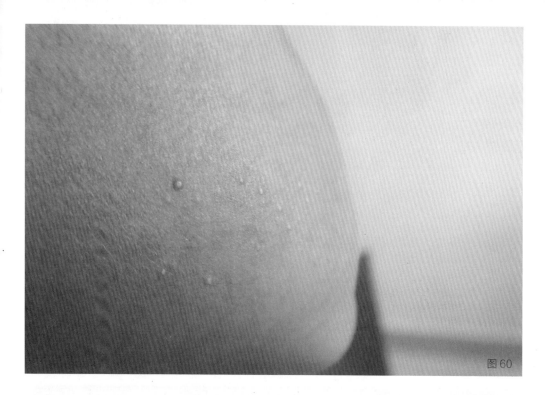

图60 男，6岁4个月。面部粟粒样皮疹，个别皮疹较大。舌红，苔白厚腻，腹胀。

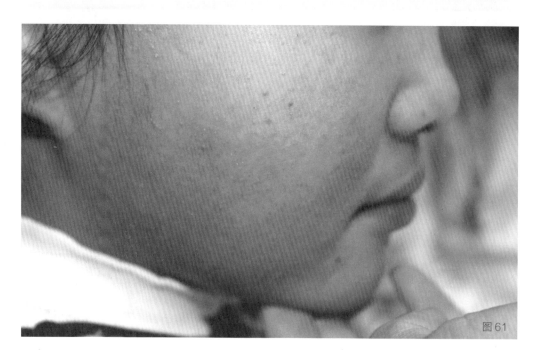

图61 女，面部粟粒样皮疹。

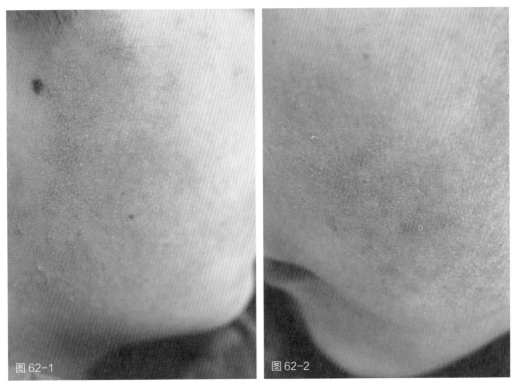

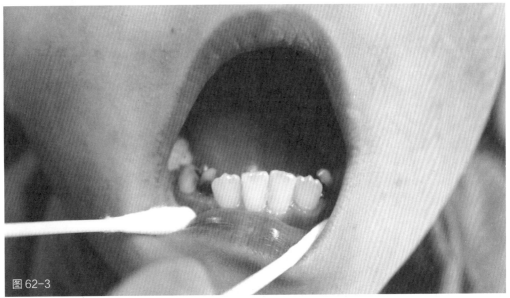

图 62-1 患儿右侧面部粟粒样皮疹，稍有潮红。

图 62-2 与图 62-1 为同一患儿。左侧面部粟粒样皮疹。

图 62-3 与图 62-1 为同一患儿。齿黑。

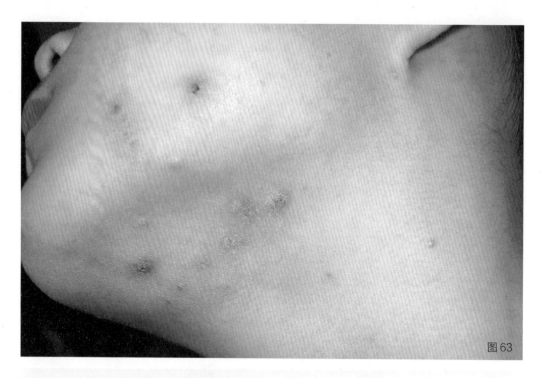

图63 患儿面部及下颌丘疹性荨麻疹，瘙痒明显。

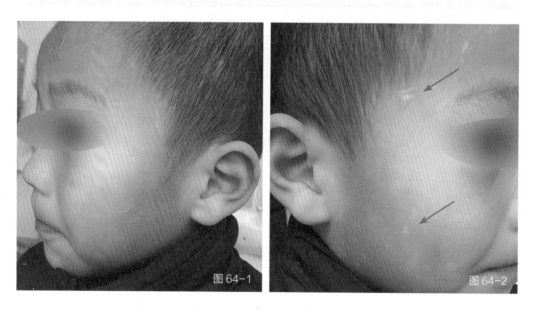

图64-1 男，6岁半。左侧面色萎黄，可见白斑。伴发穗、发疏，易感冒发热，大便干，口臭，爪甲不荣，嗜甲，咽红，舌红，苔白，心肺常。诊断：积滞。

图64-2 与图64-1为同一患儿，右侧面部白斑。

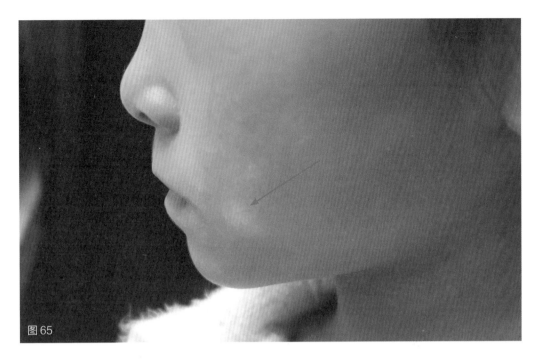

图65　女，8岁。面部白斑。现症：纳少，叹息，消瘦明显，大便干，口臭，夜眠欠安，齿黑，舌淡，苔白，脉缓无力。诊断：疳气。

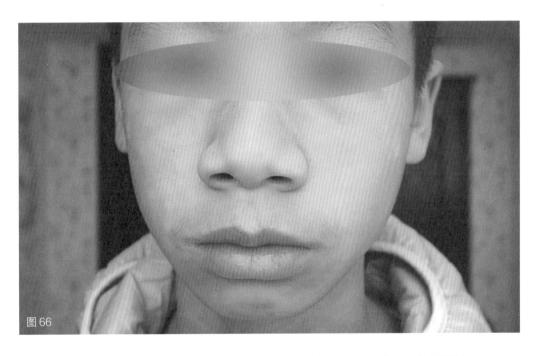

图66　男，14岁。面部白斑。现症：平素大便干结，纳差，舌红，苔白厚腻。

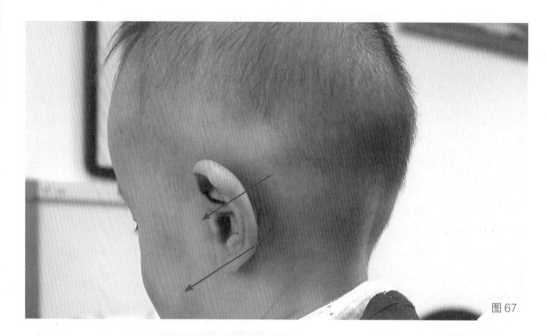

图67　男，10个月。面部白斑。现症：夜啼4个月，每1～2小时夜啼1次，体重增长缓慢，大便2～3日一解，多动，汗多，发疏，发细，腹胀，心肺常，舌红，苔白厚。

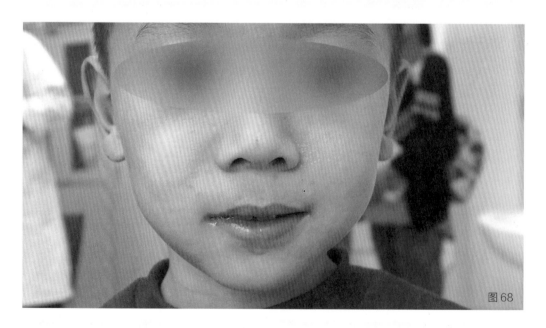

图68　男，6岁。面部花斑。现症：偶痰咳，鼻涕，喑哑，咽不适，二便可，舌红，苔白腻。

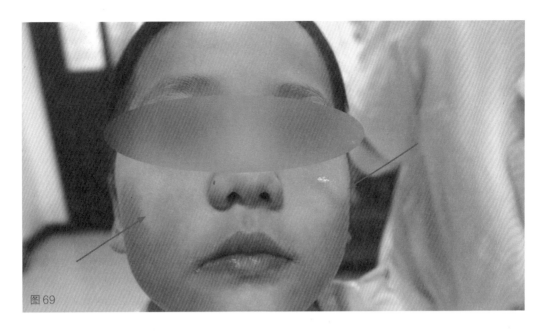

图69

图69　女，6岁。面部花斑。易感冒，每月1次。面部花斑2个月，大便干，2～3日一解，纳呆，晕车，腹胀，舌红，苔白厚腻，心肺常。诊断：易感冒，亚健康（积滞体，气虚体）。

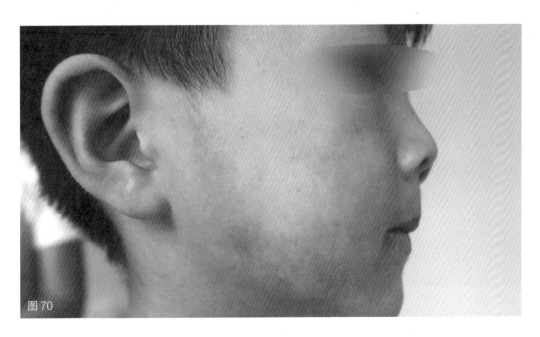

图70

图70　男，8岁。面部花斑，右侧面部大片状白斑。现症：咳嗽20日，痰咳，倦怠乏力，舌红，苔白腻，磨牙，心肺常。

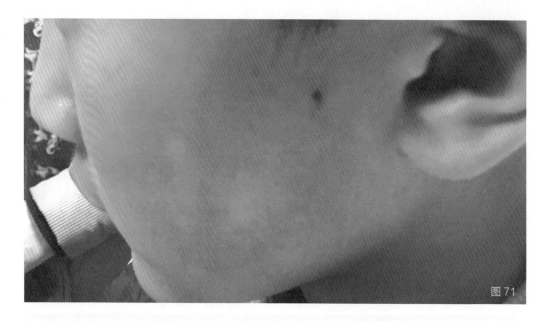

图71　男，10岁。面部花斑，伴面颊粟粒样皮疹（皮疹因拍摄原因不清）。现症：反复脐周疼痛1个月，可自解，腹软无压痛，舌红，苔白厚腻，心肺常。

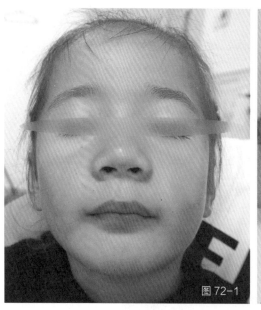

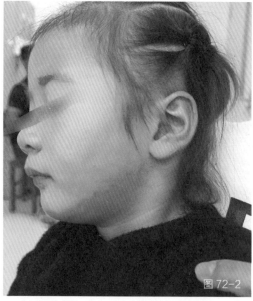

图72-1　女，3岁5个月。面部轻微花斑，双侧眼部苍白圈，均属面色不荣范围。现症：纳少，消瘦，夜眠欠安，口臭，多梦，二便可，舌淡，苔白。诊断：亚健康（气虚体）。

图72-2　与图72-1为同一患儿。左侧面部可见轻微的白色斑片。

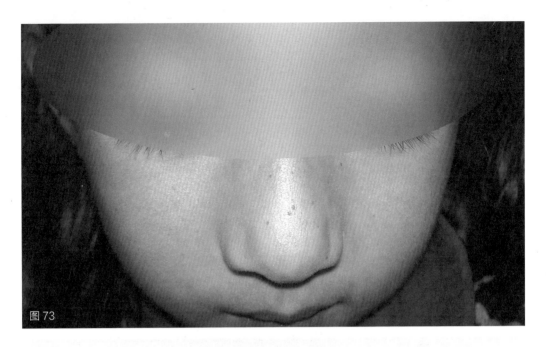

图73 男。面部雀斑。小儿面部雀斑原因不明，或有一定遗传因素。后天雀斑增多常见于热盛体、积滞体。厌食、疳气、易感冒患儿可见。

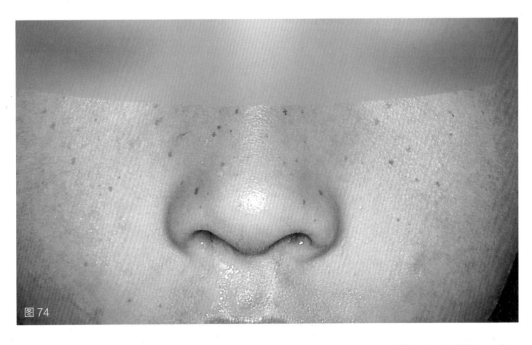

图74 女，6岁半。面部雀斑，易感冒。现症：咳嗽1个月，大便干，鼻涕清，嗜甲，易湿疮，爪甲不荣，十指逆剥刺，舌红，苔白厚腻，心肺常。

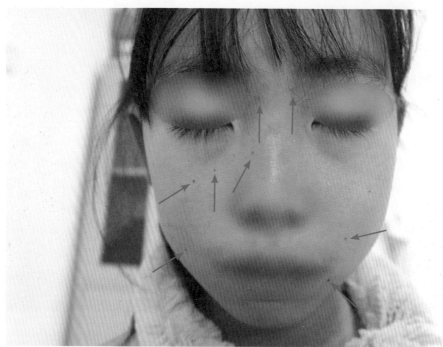

图 75-1

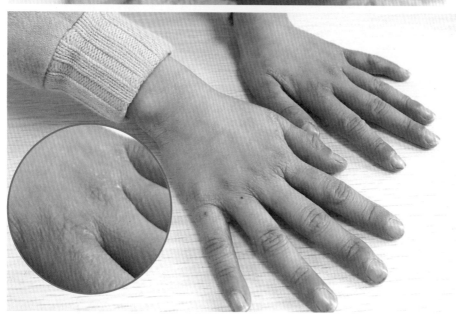

图 75-2

图 75-1　女，10 岁。面部雀斑增多，眼袋增重。现症：贫血，纳少，倦怠，情绪低落，无法集中精神，大便 5 ~ 7 日一解，面色萎黄，舌红，苔白厚腻。诊断：疳证（气虚体）。

图 75-2　与图 75-1 为同一患儿。双侧手背湿疮，粗糙，瘙痒，以指间为著。

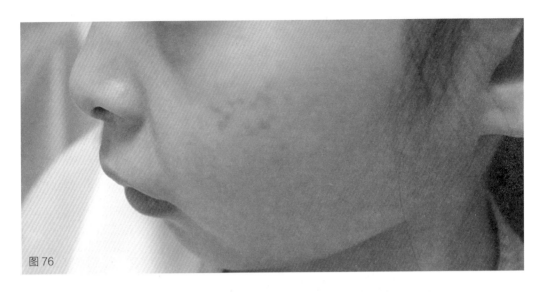

图76 女，7岁。左侧面颊部褐色斑，多因反复呼吸道感染，或见于疳证。患儿多次肺炎史。现症：咳嗽加重，大便干，消瘦，面色萎黄，中热，汗多，舌红，苔白厚腻，双肺音粗。诊断：肺炎喘嗽。

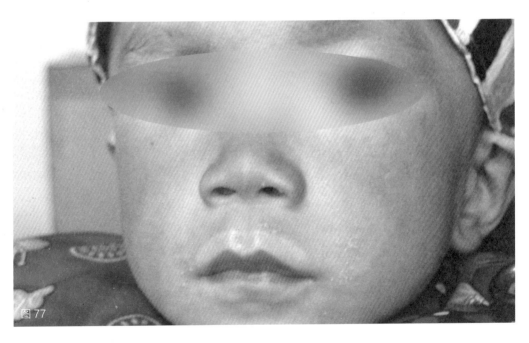

图77 男，2岁9个月。面部色素沉着不均，口周苍白圈系患儿舔舌所致。多见于厌食、疳证、久病患儿。大便3～4日一解，初干后稀，纳差，舌红，苔白厚。多责之于肺脾两虚。

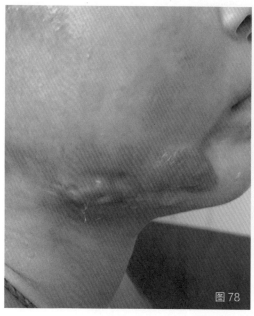

图78

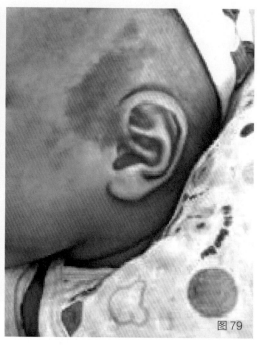

图79

图78　女，2岁10个月。1年前热油烫伤，瘢痕增生，高敏体多见，从脾论治多有效果。

图79　婴儿左侧面部血管瘤。先天所致。

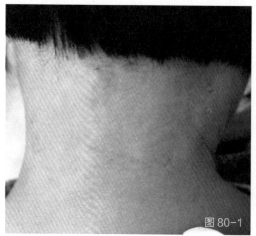

图 80-1

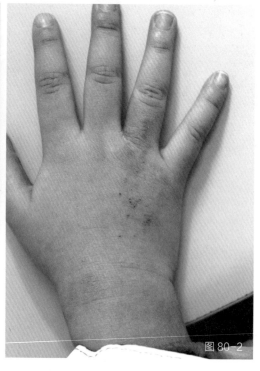

图 80-2

图80-1　女，2岁4个月。颈部湿疮，伴瘙痒明显。

图80-2　与图80-1为同一患儿。手背湿疮可见。

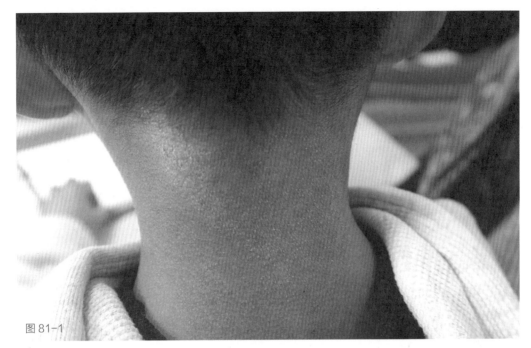

图81-1

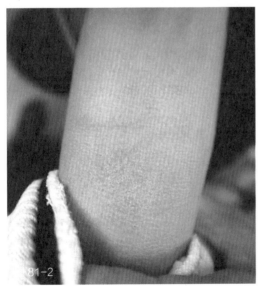

81-2

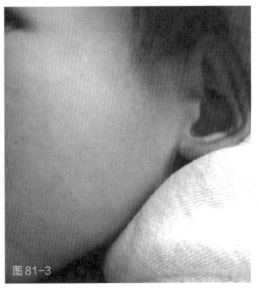

图81-3

图81-1　男，6岁。颈部湿疮。现症：咳嗽4日，伴发热1日，中热，面色萎黄，鼻痒，二便可，爪甲不荣，尿频，张口呼吸，腹胀，鼻鼾，双肺少许痰鸣音。舌红，苔白厚腻。

图81-2　与图81-1为同一患儿。上肢关节屈侧湿疮，表面皮肤粗糙。

图81-3　与图81-1为同一患儿。面色萎黄。

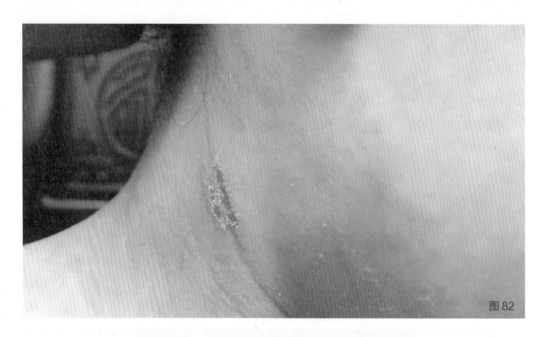

图82　女，5岁。颈部湿疮，伴全身瘙痒多年。现症：夜咳，眼袋增重，手足心热，大便干，鼻衄，喷嚏多，鼻涕，舌红，苔白。诊断：咳嗽，亚健康（高敏体）。

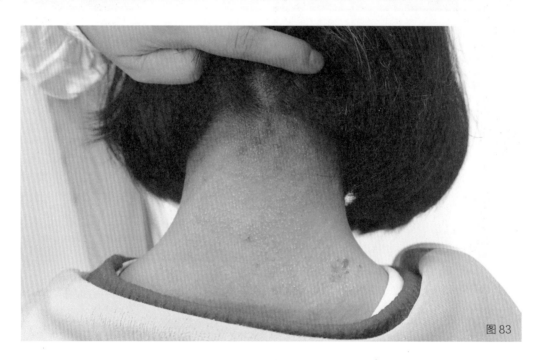

图83　女，9岁。后颈部湿疮，伴面色萎黄，鼻塞少涕，大便干，2～3日一解，磨牙，咽不适，舌红，苔白。诊断：亚健康（热盛体，积滞体，高敏体）。

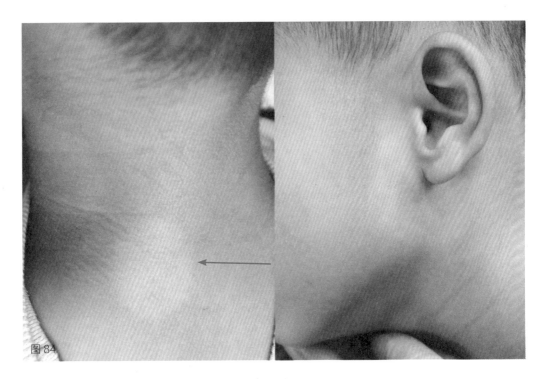

图84　男，3岁5个月。因湿疮消痕后局部色素减退，显示为白色斑片。右图左耳周环形色素减退。

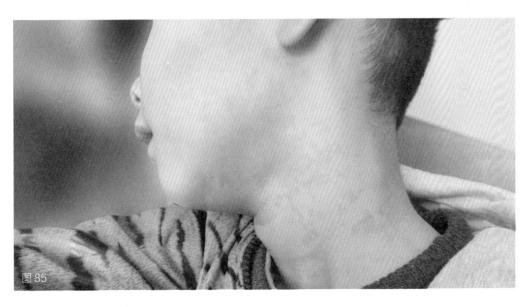

图85　患儿2岁时因颈下湿疮用外敷药（药物不详）之后，出现色素沉着不均，多年不愈。现症：咳嗽，大便不成形，舌红，苔白腻。多从肺脾论治。

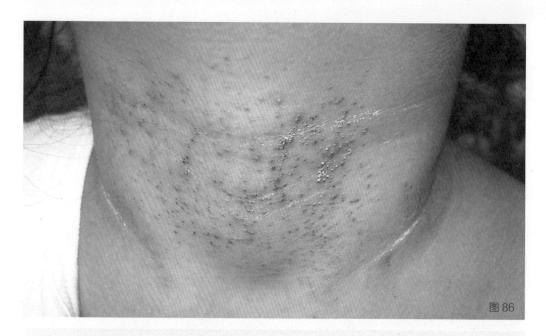

图86 患儿颈部痱疮，也称痱子。多见于夏季。但小婴儿亦可因居室过暖、衣被过厚发于冬季。患儿易痱疮提示体质较弱。

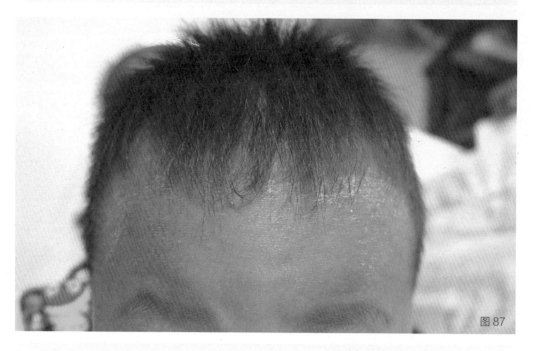

图87 男，5岁。前额及发际处因痱疮后脱屑。现症：鼻塞明显，清涕，大便稍干，夜眠欠安，多梦，入睡困难，舌淡，苔白，心肺常。诊断：亚健康。

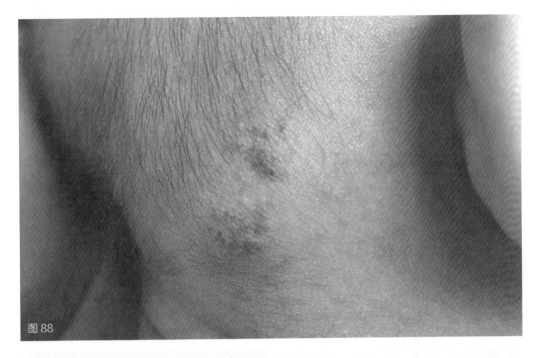

图88　男，1岁4个月。枕后右侧血管瘤，多为先天所致。

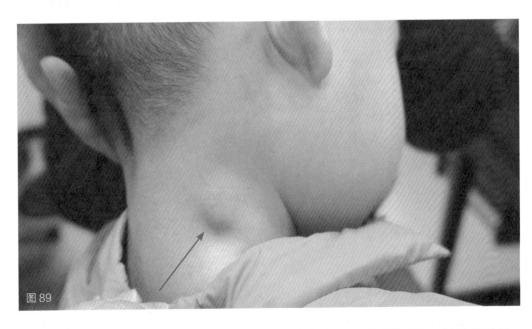

图89　男，4岁11个月。颈部淋巴结肿大，多责之于上呼吸道感染，以乳蛾引起者为多，消退较慢。调理脾胃，恢复免疫平衡，减少呼吸道感染，其淋巴结可慢慢消退。不宜大量长时间应用苦寒类药，以免伤及肠胃。本病常误诊为瘰疬。

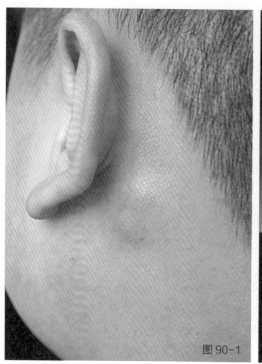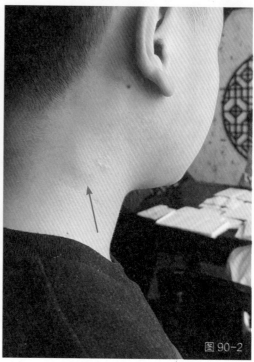

图90-1 患儿左侧耳后淋巴结肿大。多为呼吸道感染或中耳炎引起。

图90-2 与图90-1为同一患儿。右侧耳后淋巴结肿大。

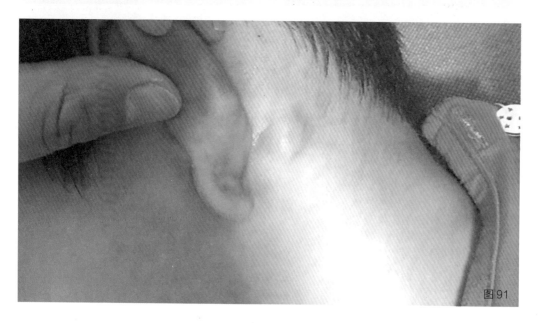

图91 患儿左侧耳后淋巴结肿大。

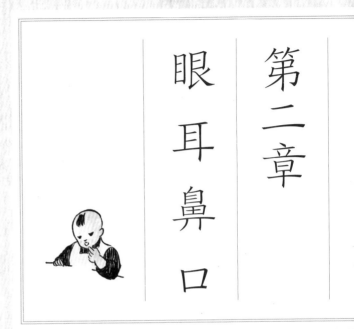

第二章　眼耳鼻口

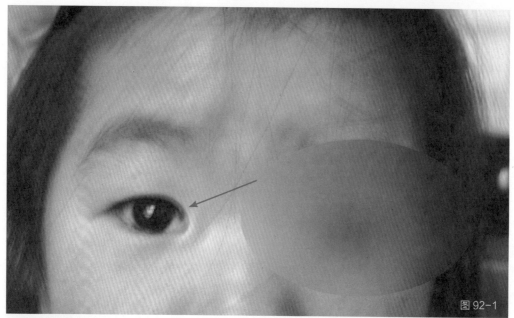

图 92-1

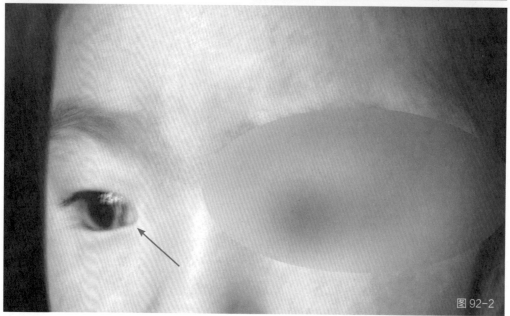

图 92-2

图 92-1　患儿右眼巩膜内上角可见一出血斑，可称为目生红翳，多由剧烈的咳嗽或呕吐引起巩膜下毛细血管破裂出血所致。控制咳嗽或呕吐，无须特别处理，可自愈。

图 92-2　与图 92-1 为同一患儿。治疗咳嗽后红翳有所吸收，颜色变淡。

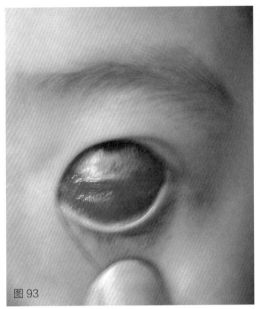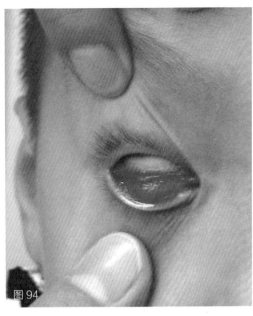

图93 患儿风火眼，现代医学称为结膜炎，左侧睑结膜充血明显，接触传染，中医疗效满意。

图94 患儿风火眼，右侧睑结膜充血明显。

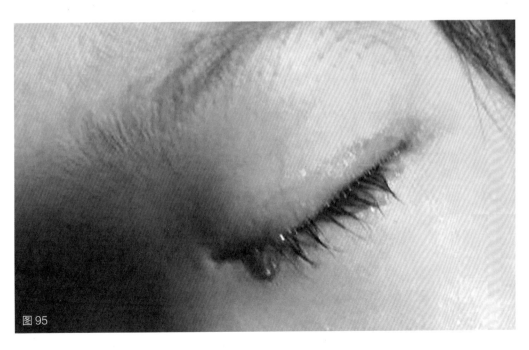

图95 患儿双侧眼可见大量的脓性分泌物。可见于严重的风火眼。

图 96-1 女，10 岁。血友病 6 年，睑结膜、唇黏膜苍白，贫血的常见外部表现，属中医气血虚弱范围。伴大便干，易感冒，发热，面色萎黄苍白，舌淡，苔白，急躁怯弱，脉沉数，血红蛋白 41.4 克 / 升。

图 96-2 与图 96-1 为同一患儿。手心苍白。

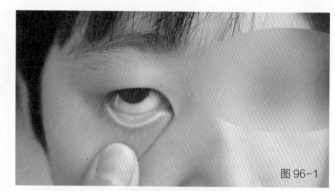

图 96-1

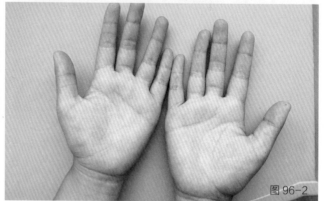

图 96-2

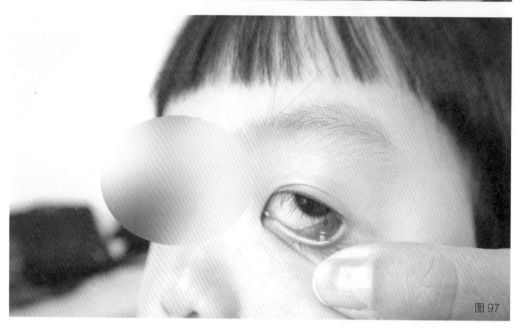

图 97

图 97 女，4 岁。针眼，现代医学称为睑腺炎或麦粒肿。左侧下眼睑早期针眼，此病中医治疗效果显著，尤其反复发作者更佳。

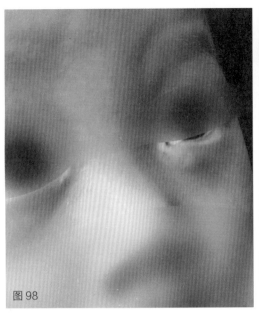

图98

图98　患儿左侧针眼。现症：见风泪多，舌红，苔白。

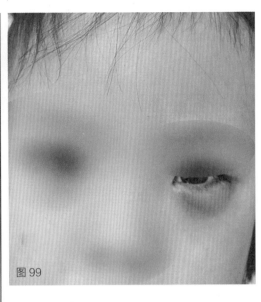

图99

图99　女，5岁。左眼针眼，患儿反复针眼3次。反复针眼的患儿应从内论治。

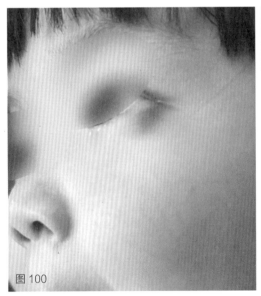

图100

图100　女，2岁。反复睑板腺囊肿1年。现症：左侧下睑红肿，伴大便干，汗多，舌红，苔白厚腻，手心热。

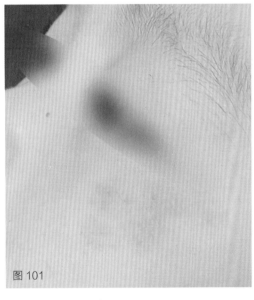

图101

图101　男，3岁9个月。左侧眼角下湿疮，伴鼻塞，张口呼吸，鼻鼾，喷嚏多，舌红，苔白，面部湿疮，汗多。高敏体。

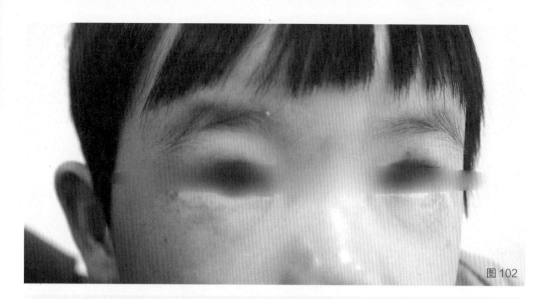

图102　患儿双侧上下眼睑湿疮后，色素沉着明显。多责之于长期脾胃功能紊乱，反复呼吸道感染。

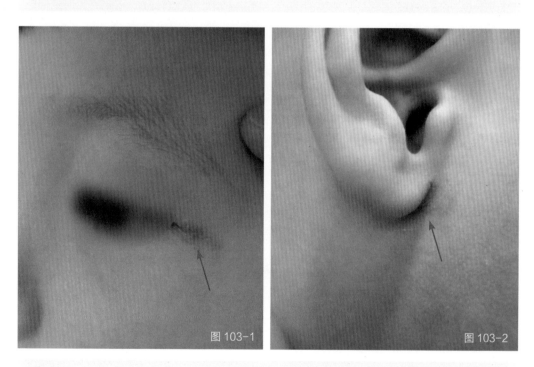

图103-1　男，3岁2个月。左侧眼角湿疮。患儿有荨麻疹史。现症：大便量少，鼻塞，轻咳，倦怠，舌红，苔白，咽红，双肺呼吸音粗。

图103-2　与图103-1为同一患儿。右侧轻度旋耳疮。

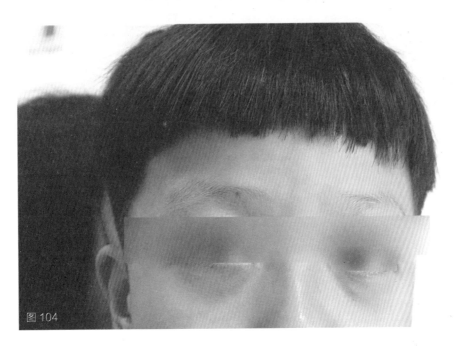

图 104 　男，7 岁 5 个月。眼袋增重，长期脾胃功能紊乱者多见眼袋色青、色黑、色红，统称眼袋增重。平素易感冒，易鼻塞，舌红，苔白，嗜睡。诊断：亚健康。

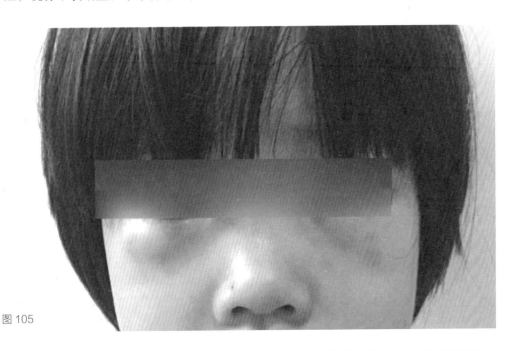

图 105 　患儿眼袋增重，双侧下眼袋色淡红。多为长期脾胃功能紊乱、反复呼吸道感染所致。

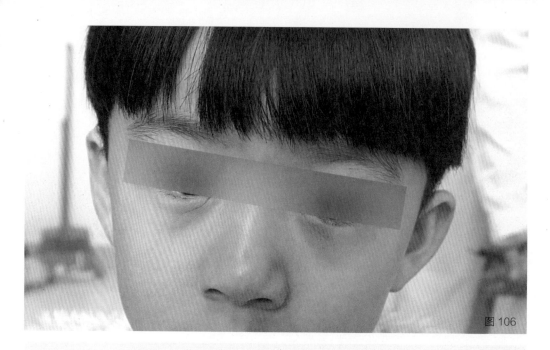

图106 男，4岁2个月。眼袋增重，双侧下眼袋色淡红。哮喘2年，有手足口病和肺炎史。患儿头发色黑润泽，属健康发色。

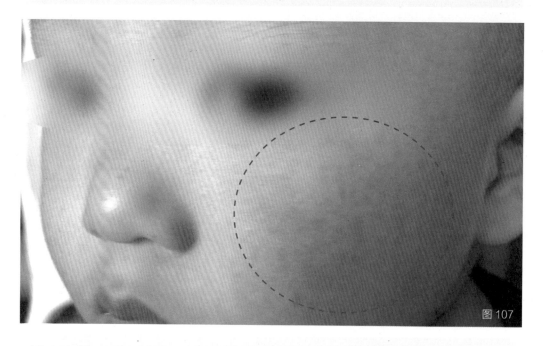

图107 男，1岁1个月。左侧面部浅褐色色素沉着，属眼袋增重范围，多见于亚健康。

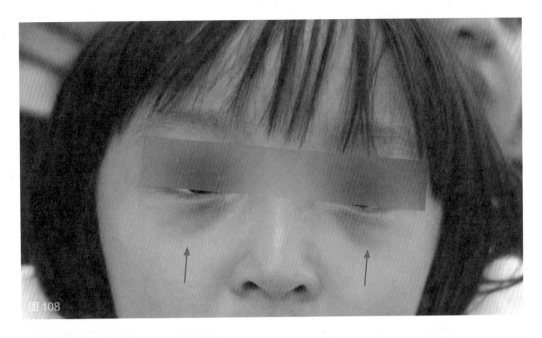

图108 女，2岁8个月。眼袋增重。诊断：积滞。

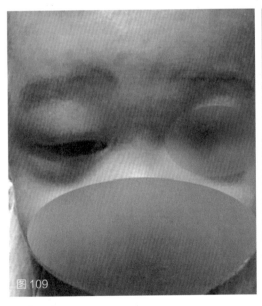

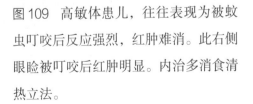

图109 高敏体患儿，往往表现为被蚊虫叮咬后反应强烈，红肿难消。此右侧眼睑被叮咬后红肿明显。内治多消食清热立法。

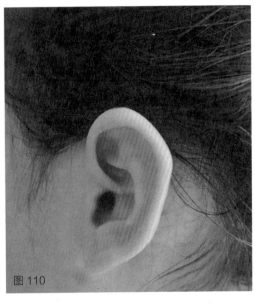

图110 女，7岁。耳郭萎黄。现症：长期多汗，消瘦，腹不适，易感冒，手足心热，双眼近视，舌淡，苔白。属脾胃虚弱。诊断：亚健康。

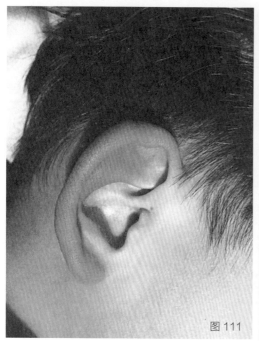

图 111

图 111　患儿发热 3 日，中低热。此时体温正常，耳郭红赤，多为心脾积热所致。此患儿伴多梦、磨牙，舌淡，苔白，平素便秘。

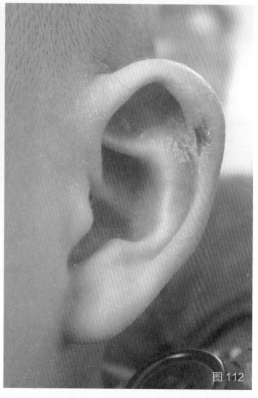

图 112

图 112　男，3 岁。左耳冻疮。舌红，苔白腻，磨牙，夜啼。

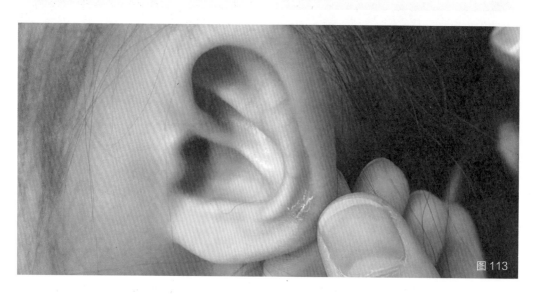

图 113

图 113　患儿左侧耳下湿疮，瘙痒明显。

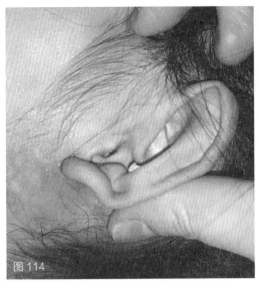

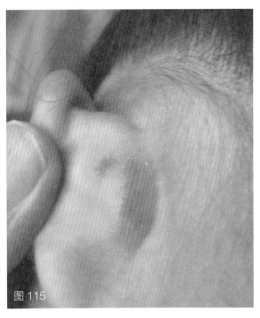

图114 患儿左耳郭湿疮，伴鼻衄，喉
痒，轻咳，黄涕，大便干而少，舌红，
苔白腻。

图115 患儿左侧耳后湿疮，瘙痒明显。

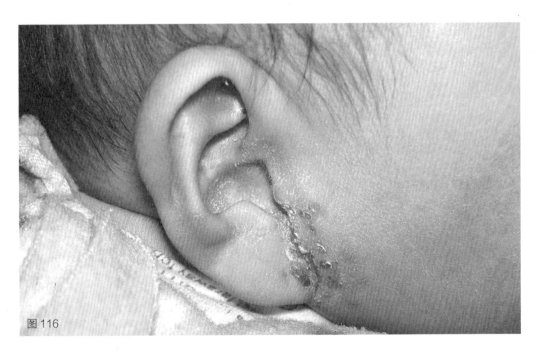

图116 患儿旋耳疮，也称湿疮，现代医学为外耳湿疹，中医认为因湿疮围绕耳根
部皮损，故得名。右耳局部黄色附着物为家长自行涂敷的外用药。

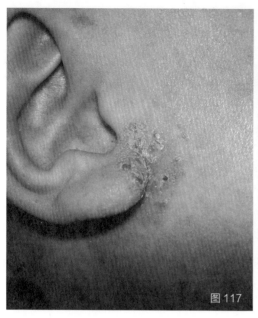

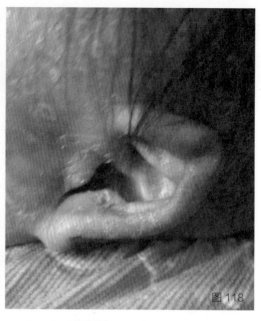

图117 患儿旋耳疮。面部也有散在湿疮。

图118 患儿旋耳疮。面部也有散在湿疮，发际处胎脂较多。

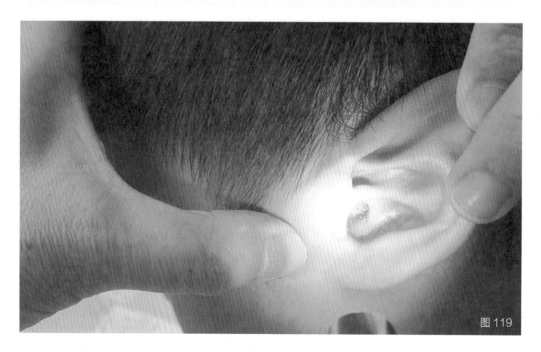

图119 男，7岁。左侧耳内黄色分泌物（非脓耳），耳屎较多，伴大便臭秽黏腻，2～3日一解，口臭，消瘦。属脾虚积滞，湿热上蒸。

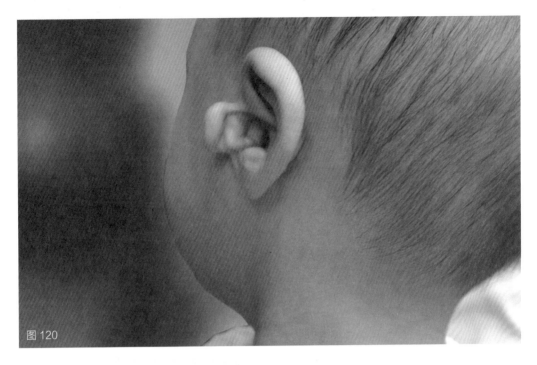

图120 女，1岁8个月。耳屏发育异常，多为先天所致。伴发黄，发细，发疏。

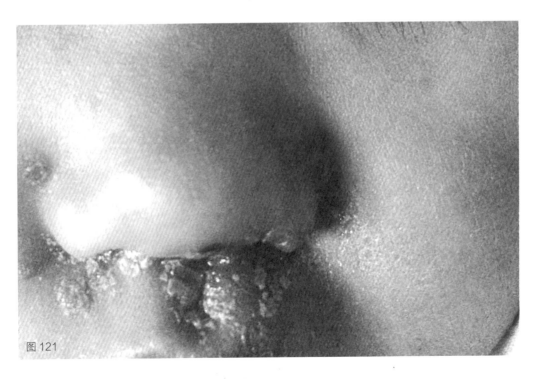

图121 患儿鼻前庭溃疡。可继发于感冒。

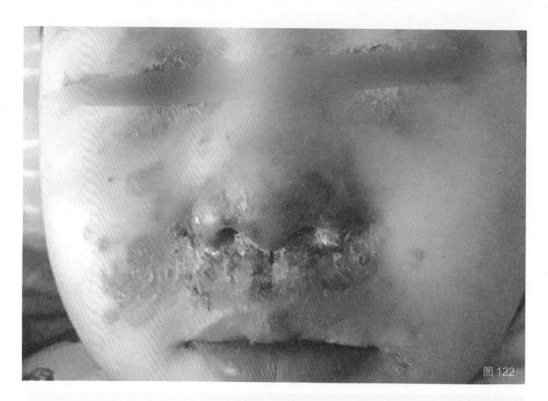

图122　患儿鼻前庭溃疡。眼周广泛性渗出、结痂、溃疡。可见于急性上呼吸道感染。

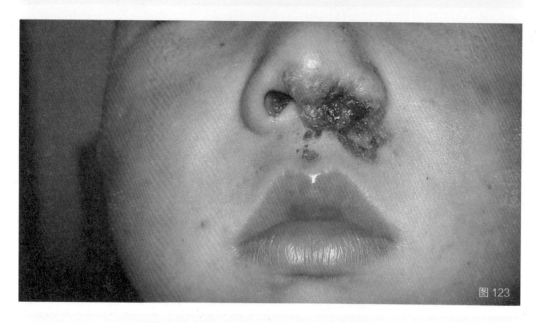

图123　男，7岁。口唇红赤，鼻前庭溃疡。多由外感风热毒邪所致。伴大便干，舌淡，苔白，双侧面部冻疮。常用"上病下取"之法。

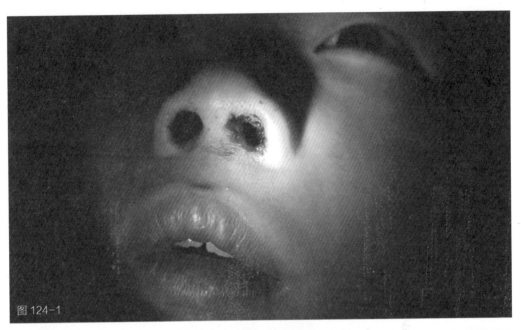

图 124-1

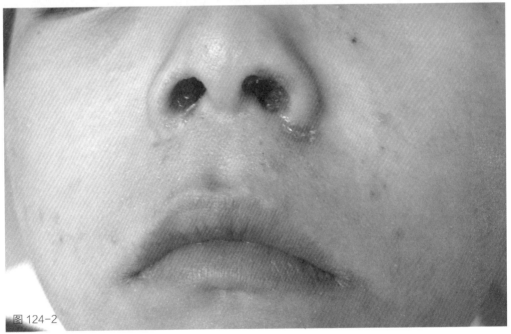

图 124-2

图 124-1　男，8岁。鼻腔溃疡，可见淡黄色分泌物渗出，口周及鼻周红色丘疹，口唇红赤。

图 124-2　与图 124-1 为同一患儿。鼻腔溃疡，口唇红肿。心脾积热之候，常用"上病下取"之法。

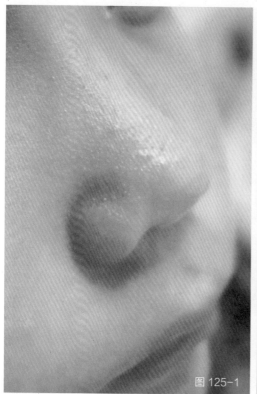

图 125-1

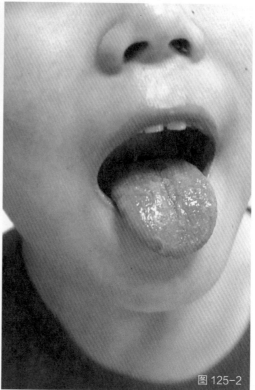

图 125-2

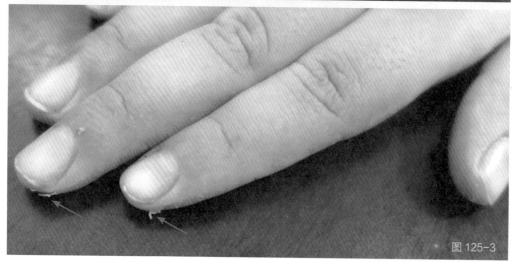

图 125-3

图 125-1　男，7 岁。鼻尖粟粒样皮疹。现症：咳嗽 2 周，易鼻塞，齿黑，舌红，剥苔，二便可，体胖，指端脱皮。诊断：咳嗽（热盛体）。

图 125-2　与图 125-1 为同一患儿。剥苔。

图 125-3　与图 125-1 为同一患儿。指端脱皮。

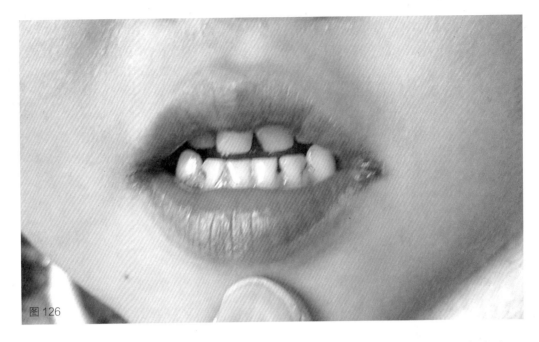

图126　女，5岁。燕口疮或口吻疮，现代医学为口角炎。可单侧，也可双侧发病。此患儿为双侧均有，但左侧较重。

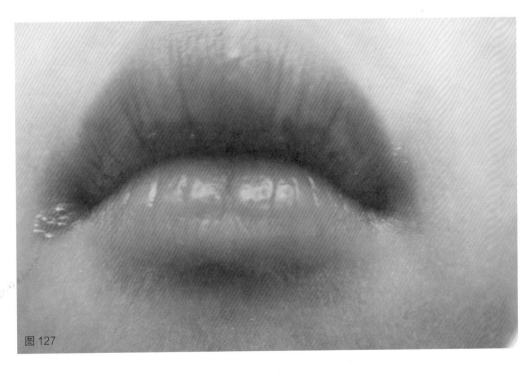

图127　男，4岁5个月。右侧燕口疮，伴鼻干，咽红，舌淡，苔白腻，手脱皮。

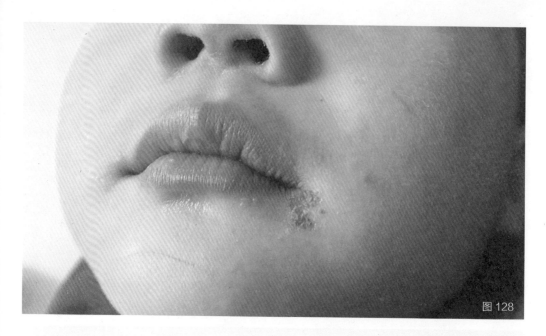

图 128　男，5 岁。左侧燕口疮，伴咳嗽，发热，舌红，苔白厚腻，腹胀明显。

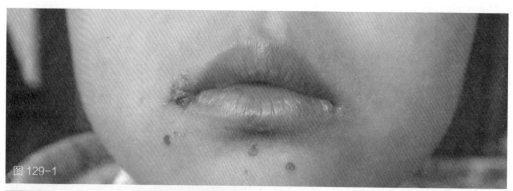

图 129-1

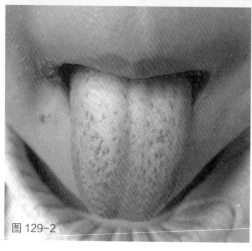

图 129-2

图 129-1　女，5 岁。燕口疮。反复咳嗽 3 年，夜咳，肺功能异常，纳少，大便干，汗多，口臭，双肺干啰音。

图 129-2　与图 129-1 为同一患儿。舌红，苔微黄厚。

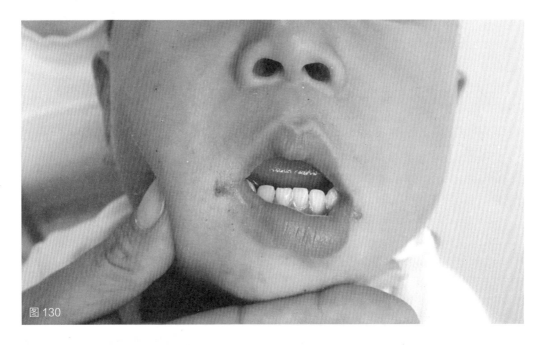

图130　男，2岁3个月。燕口疮，伴发热，咳嗽，喉痰，腹不适，大便不调，咽红，腹胀，舌红，苔白腻，嗜甲，口臭。诊断：积滞夹外感。

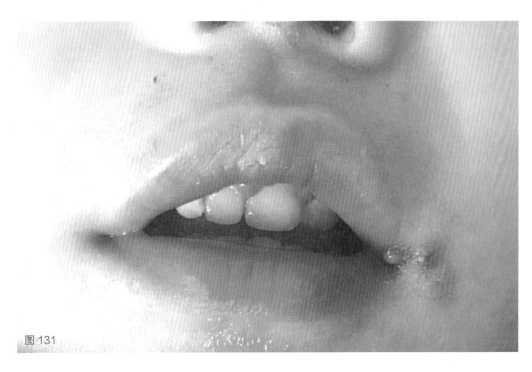

图131　患儿左侧燕口疮、化脓，伴齿龈水肿、溃烂。

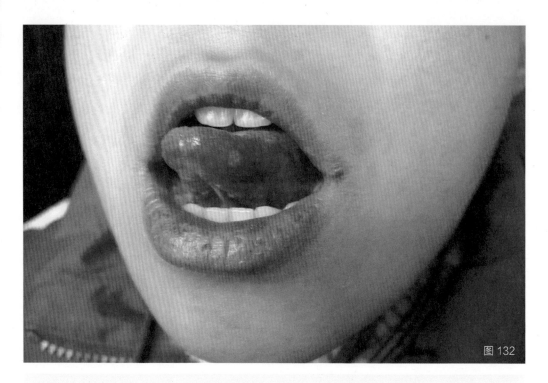

图132　男，10岁。口疮，现代医学为口腔溃疡。间断呕吐2个月。伴面色萎黄，纳呆，大便黏腻，消瘦，胃脘喜暖却喜凉食，皮肤干燥不泽，舌红，苔白厚腻。属脾胃失和，湿蕴中焦。

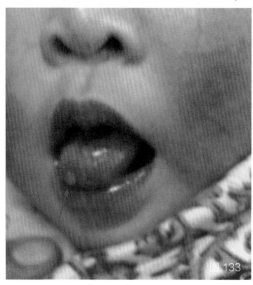

图133　患儿舌尖口疮。

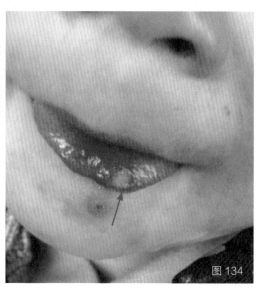

图134　患儿舌尖口疮。

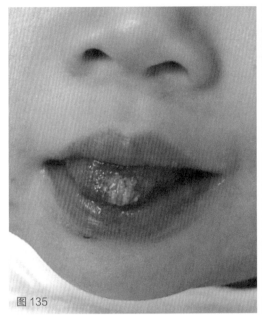

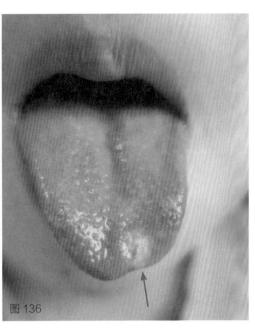

图135 患儿舌尖口疮。

图136 男，3岁7个月。舌尖口疮，伴汗多，夜咳，多涕，双肺呼吸音粗。

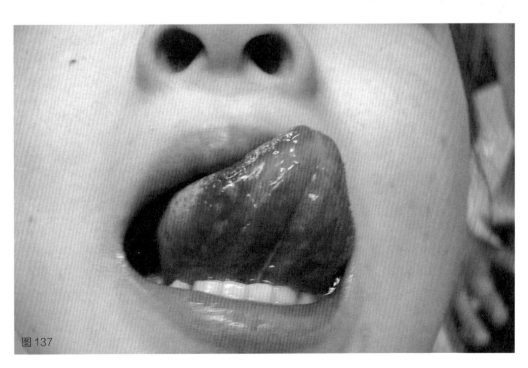

图137 女，10岁。舌体右下口疮，伴中高热，纳呆，大便稀，舌红，苔白厚。

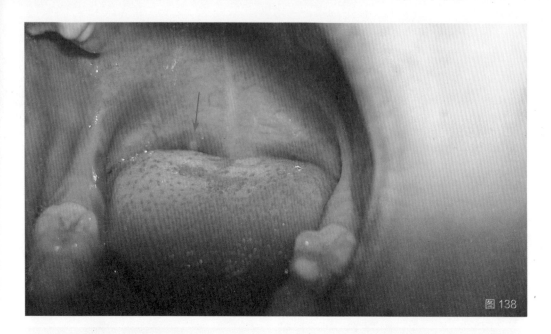

图138　患儿上腭右侧后部口疮，周边充血明显。多见于疱疹性咽峡炎、手足口病。

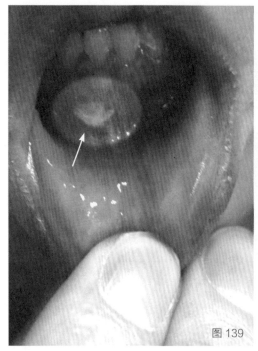

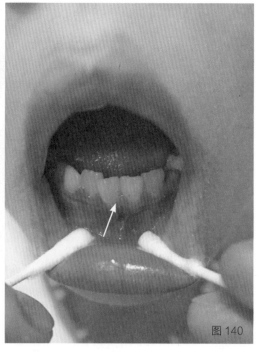

图139　男，2岁7个月。下齿龈可见口疮。

图140　男，8岁6个月。下齿龈根部可见口疮，舌红，苔白腻，稍鼻塞。

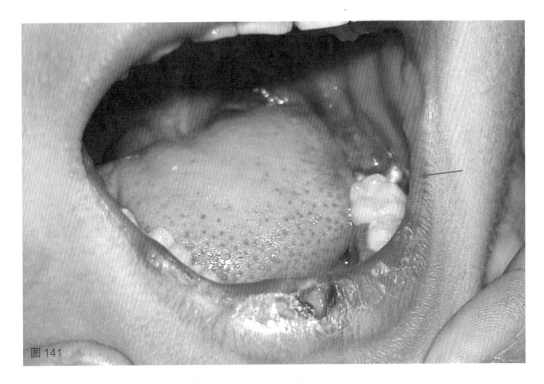

图141　患儿下唇口疮，左侧下齿龈红肿溃烂，舌红，苔微黄腻，胃肠火盛上炎所致。

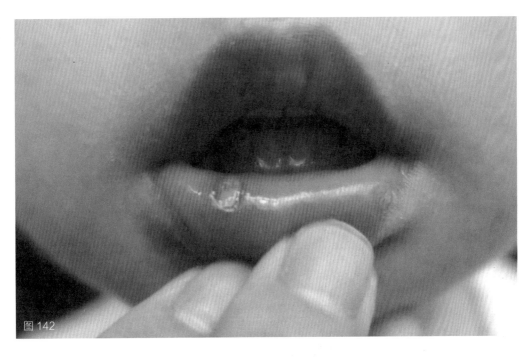

图142　患儿下唇口疮。

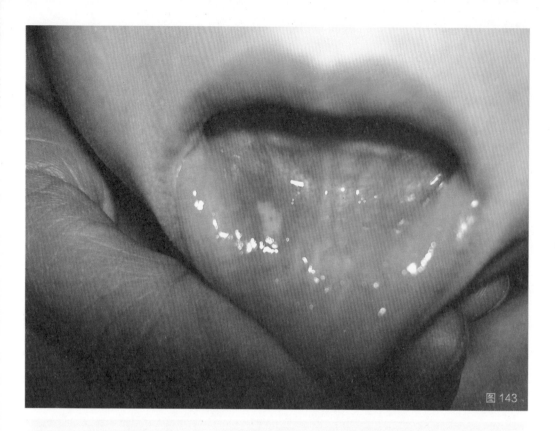

图143　患儿下唇右内侧口疮，周围充血明显。

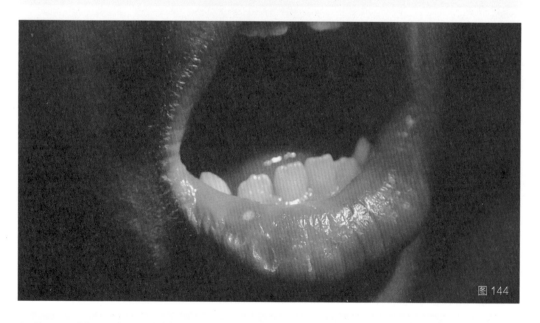

图144　男，6岁。下唇右侧口疮，口唇干燥。

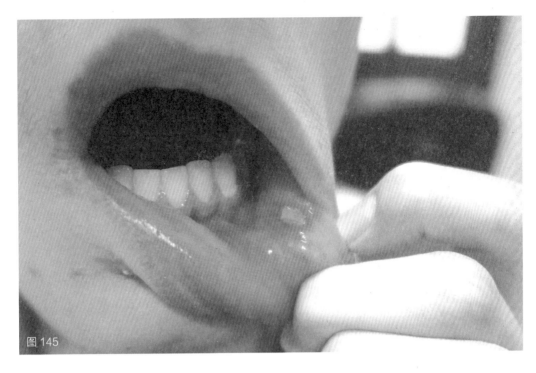

图 145

图 145　男，16 岁。下唇左侧口疮，咽后壁淋巴滤泡增生，伴咽不适，喉痰，易腹胀，舌红，苔白腻，脉缓。

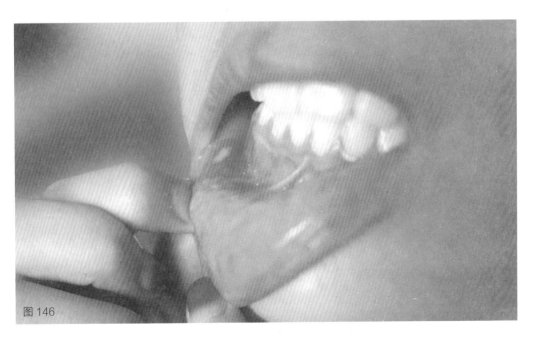

图 146

图 146　女，8 岁。下唇右侧口疮，伴手心萎黄、面色萎黄，舌红，苔白腻。

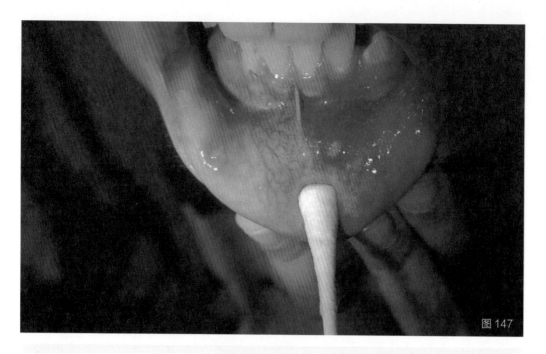

图147 男，11岁。下唇口疮，伴左侧急性细菌性结膜炎（红眼病），舌红，苔白腻。

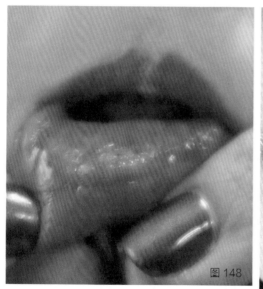

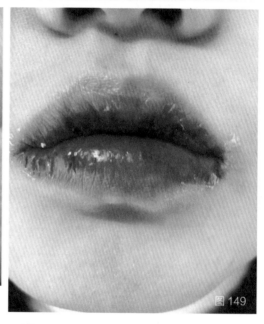

图148 女，5岁。下唇内侧黏膜糜烂。现症：痰咳，夜重，腹胀，舌红，苔白厚腻，双肺呼吸音粗。诊断：痰咳夹积滞。

图149 女，8岁。口唇糜烂、皲裂、出血，多由心脾积热所致，常用"上病下取"之法。

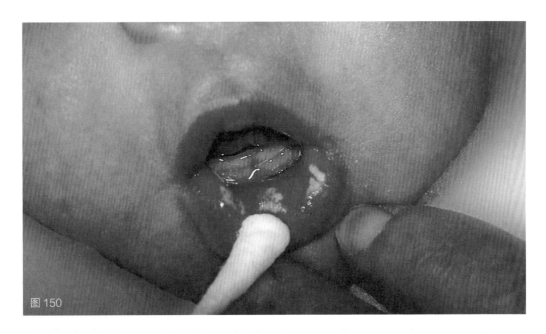

图150

图150　患儿2个月，雪口或鹅口疮，现代医学为念珠菌性口炎。下唇可见白色如雪样斑点，反复不愈。常见于1岁内的婴儿。

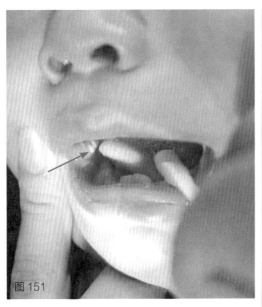

图151

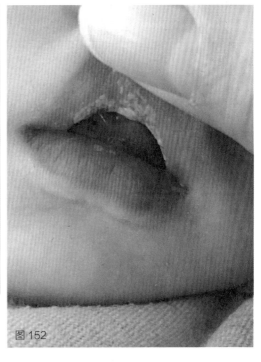

图152

图151　男，11个月。雪口，口腔右侧黏膜可见白色斑点，伴中低热，大便日一解，舌红，苔白。

图152　患儿雪口，上唇白色斑点。

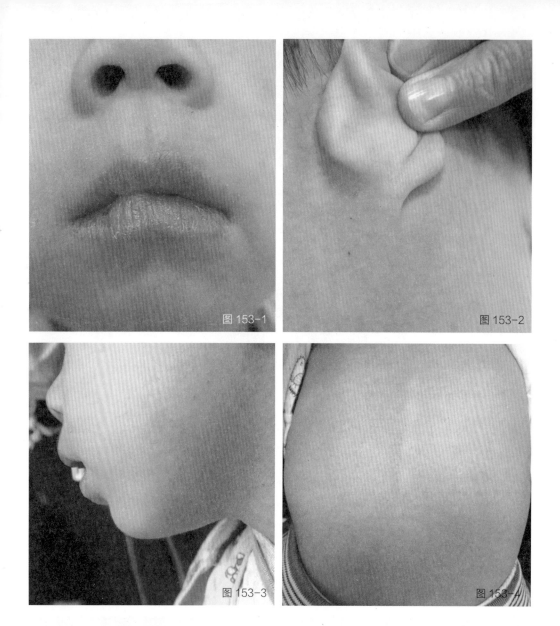

图 153-1

图 153-2

图 153-3

图 153-4

图 153-1　男，4岁半。舔舌，现代医学为唇炎。全身红色粟粒样皮疹，伴瘙痒，此类皮疹多为感染某种病原体所致，在中医属心脾积热之证。现症：口唇干红，口臭，舔舌，鼻鼾，面色萎黄，手心萎黄，急躁，大便前干，舌红，苔白。诊断：亚健康（心脾积热）。

图 153-2　与图 153-1 为同一患儿，颈前、耳后皮疹可见。

图 153-3　与图 153-1 为同一患儿，颌下皮疹可见。

图 153-4　与图 153-1 为同一患儿，背部皮疹可见。

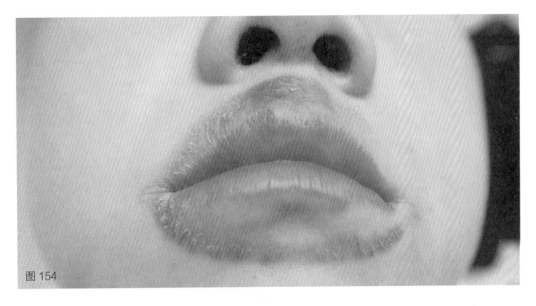

图154

图154 男，8岁。舔舌。舔舌10日，唇周潮红、干裂，已反复2次，急躁易怒，患儿过食酸奶、纯奶，学习障碍，语言障碍，脉缓。诊断：舔舌，抽动症，自闭症。

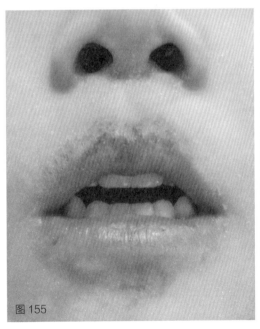

图155

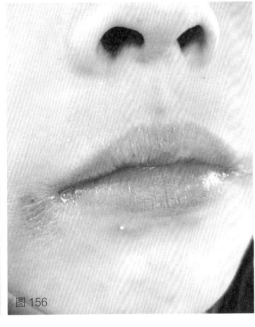

图156

图155 男，4岁。舔舌，伴鼻塞，偶咳，舌红，苔白。高敏体。

图156 患儿轻度舔舌。右侧轻微燕口疮，口唇红赤。

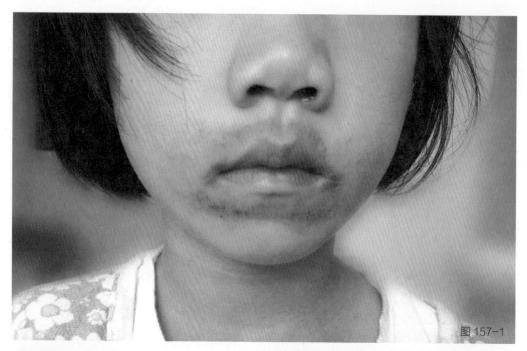

图 157-1

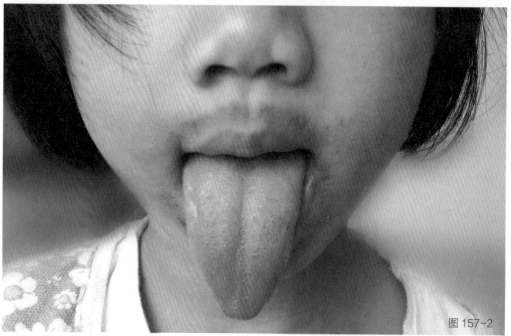

图 157-2

图 157-1　患儿舔舌。因常用舌头舔上下唇而出现潮红，甚至糜烂。乃心脾积热或胃火过盛所致。治疗后好转。

图 157-2　与图 157-1 为同一患儿。处于恢复期，舌淡红，苔较前为薄。

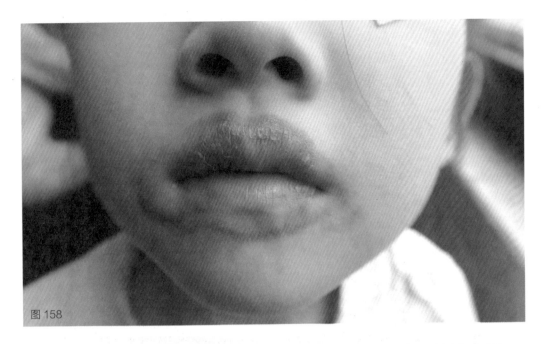

图 158

图 158　女，7 岁。舐舌。咳嗽数月。现症：痰咳，消瘦，手心热，嗜异症，舌红，苔白，剥苔，心肺常。诊断：久咳，舐舌。

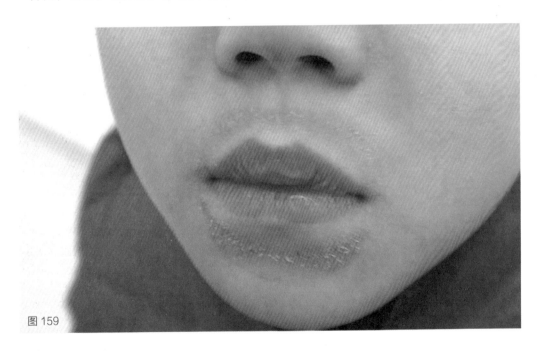

图 159

图 159　女，6 岁。舐舌。口唇周围瘙痒，因患儿常用牙齿刮擦而现齿痕，舌红，苔白，心肺常。

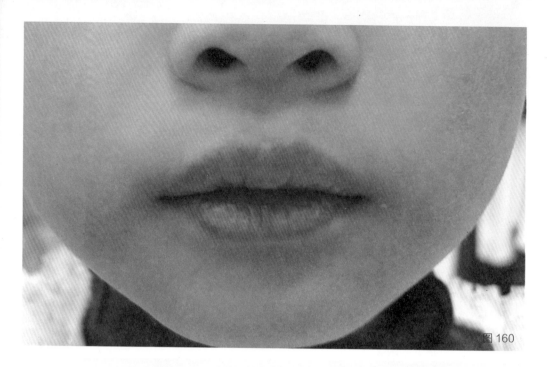

图160 女，5岁。口唇潮红，可见白色膜状物，多为热邪上蒸所致，伴手足心热，多汗，消瘦，面色萎黄，大便干，2～3日一解，舌淡，苔白。

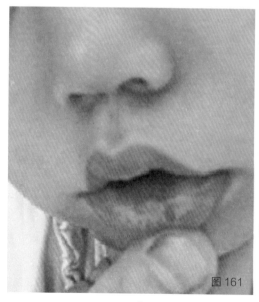

图161 患儿下唇可见白色膜状物，发热或发热后多见，湿热为患。

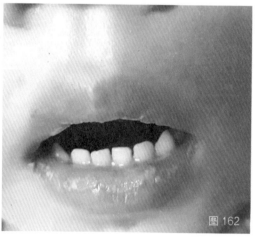

图162 患儿口唇可见白色膜状物，多在发热之后或心脾积热时出现，可伴口腔黏腻。在小婴儿多表现为频繁咂吧嘴。

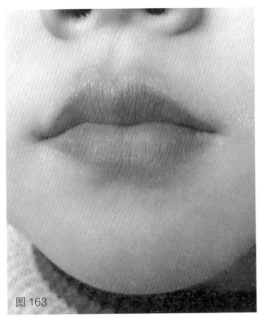

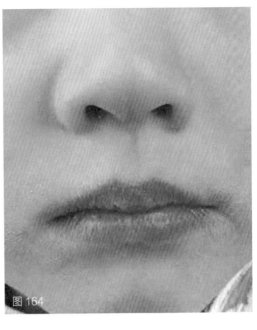

图 163　患儿口唇红赤，表示内热较盛，多提示心脾二经热盛。

图 164　患儿口唇红赤，伴口唇干燥。热盛体、肝火体常见。

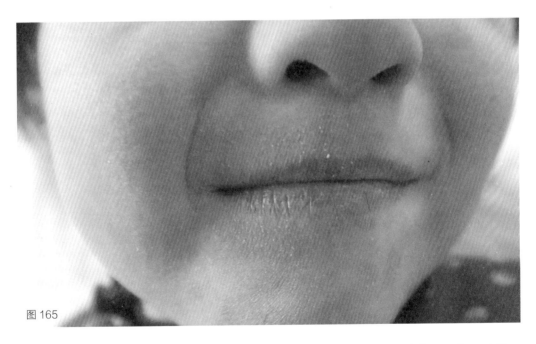

图 165　女，4 岁 9 个月。口唇干红，口周轻微湿疮。反复口疮，大便日二解，皮肤瘙痒，爪甲不荣，舌红，苔白厚腻。

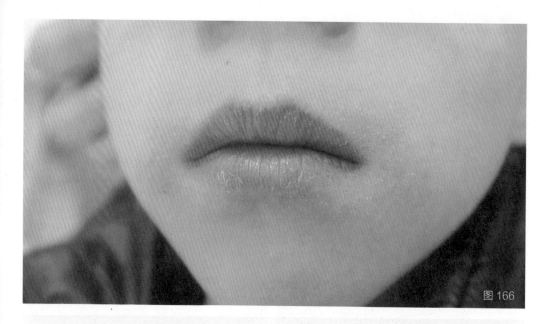

图166 男，5岁。口周轻微湿疮，口唇干红、起皮。近2个月反复发热3次。现症：口臭，舌红，苔白厚腻，轻痰咳，咽不适，爪甲不荣，手指甲沿粗糙。诊断：积滞（肺脾不和）。

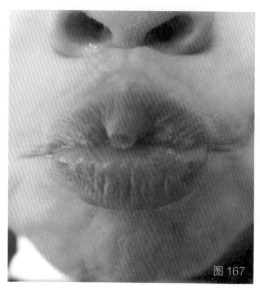

图167 患儿口唇干红、起皮，口周皮肤粗糙。责之于心脾积热，也可见于舔舌。

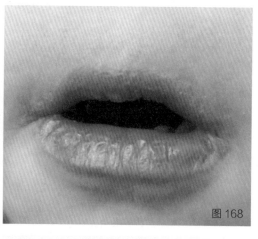

图168 男，4岁。口唇干裂、红赤，反复感冒1年，伴喷嚏多、流鼻涕，二便可，咽不适，口臭，爪甲白斑，舌红，苔白厚腻。诊断：感冒（热盛体，积滞体）。

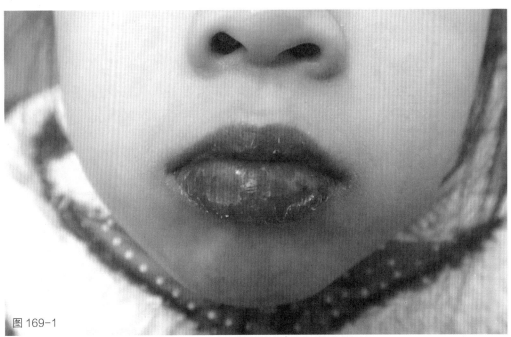

图 169-1

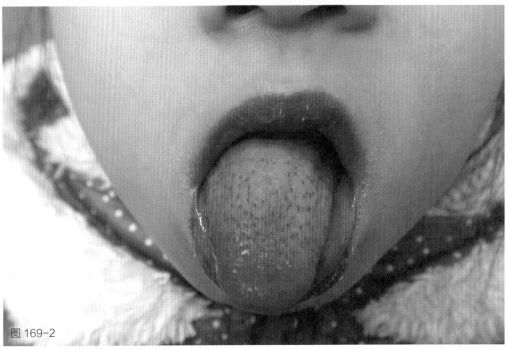

图 169-2

图 169-1　女，5岁半。口唇干红、起皮，浅表溃疡。现症：发热4日，中高热，轻咳，二便可，腹胀，浊涕，咽红，舌红，苔白厚腻。诊断：感冒夹积滞。

图 169-2　与图 169-1 为同一患儿。治疗后口唇红赤好转，舌红，苔稍黄。

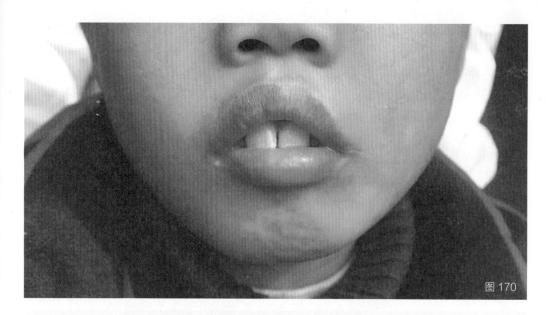

图170　男，7岁。口唇增厚，因患儿长期张口呼吸所致，多见于慢性乳蛾、腺样体增生。现症：癫痫频发、小发作，舌红，苔白腻，大便干，张口呼吸，皮肤瘙痒。诊断：癫痫，慢乳蛾。

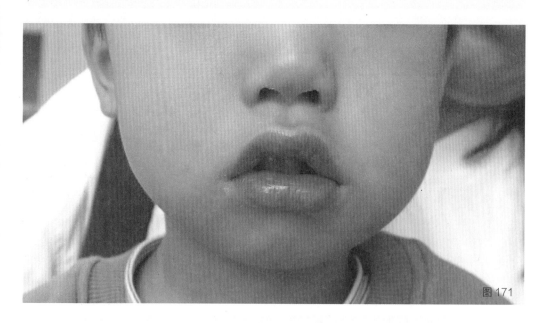

图171　男，3岁9个月。口唇增厚。现症：鼻塞清涕1个月，轻痰咳，咽不适，体重增长缓慢，急躁易怒，大便2～4日一解，手心热，张口呼吸，皮肤瘙痒，易感冒，舌红，苔白。

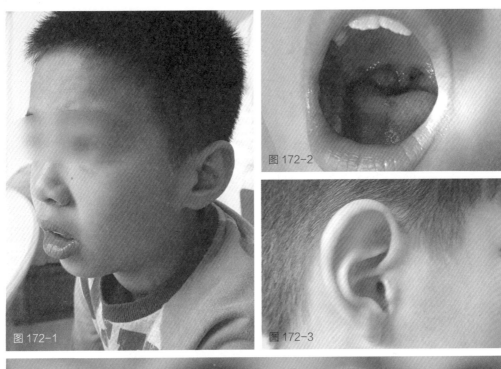

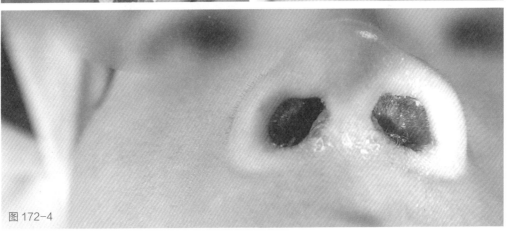

图 172-1　男，8 岁。口唇增厚。喉核肿大明显，因长期肿大影响呼吸，使患儿长时间张口呼吸，形成口唇增厚。

图 172-2　与图 172-1 为同一患儿。双侧喉核肿大。现症：少涕，轻咳，大便干，舌淡，苔白厚。

图 172-3　与图 172-1 为同一患儿。患儿耳郭萎黄。

图 172-4　与图 172-1 为同一患儿。双侧鼻腔充血、渗出，左侧为甚，左侧鼻腔因炎性反应而鼻翼发硬，压痛明显。

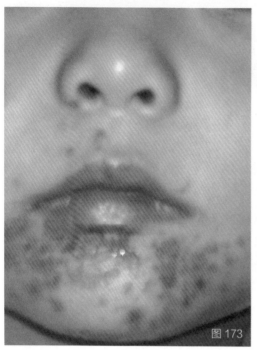

图173

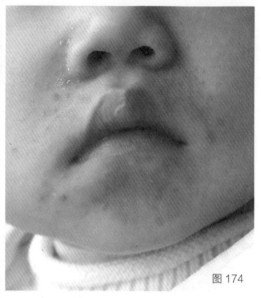

图174

图173 羊胡疮，发生在口唇周围的化脓性皮肤疾病，小儿多继发于急性感染性疾病。

图174 女，1岁4个月。口周湿疮。现症：反复口周湿疮4个月，伴手足不温，体重轻，大便干，2～3日一解，易夜醒，易感冒，舌淡，苔白腻，腹胀。诊断：湿疮，脾虚。

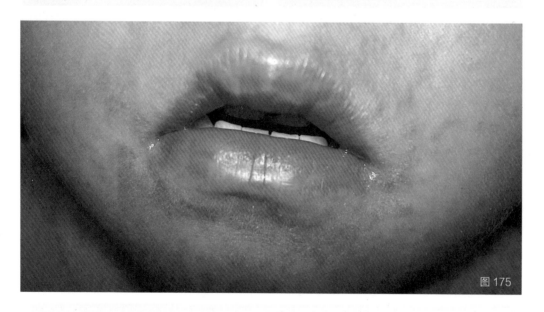

图175

图175 患儿口周湿疮，患处皮肤粗糙，伴轻度渗出、结痂。

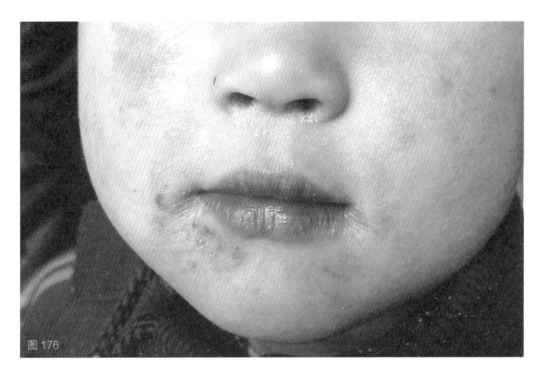

图176　患儿口周湿疮，伴口唇红赤，鼻流浊涕。多见于热盛体、高敏体。

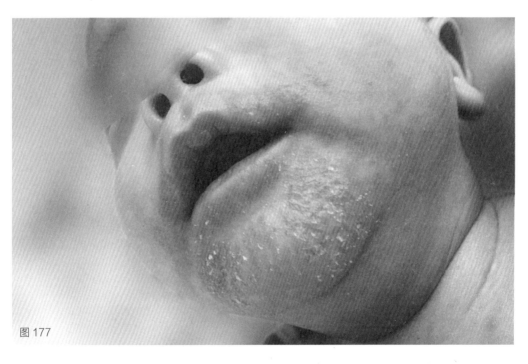

图177　患儿湿疮，口周为甚，口涎多往往加重湿疮。责之于脾虚湿盛。

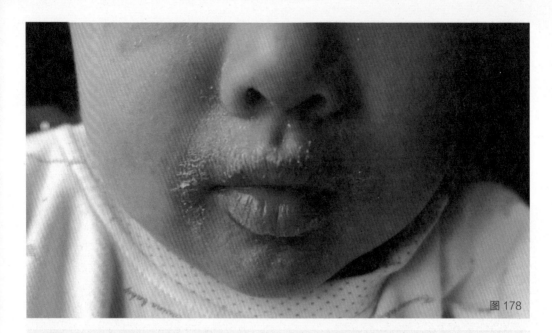

图 178　男，2 岁。口唇及口周湿疮，红肿，疱疹，渗出。全身荨麻疹 3 日，瘙痒明显，二便可，腹胀，舌红，苔白腻。

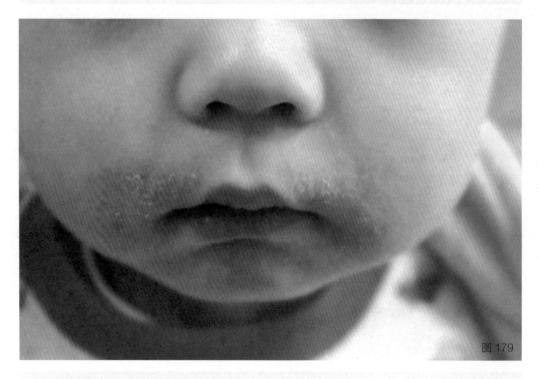

图 179　男，1 岁 3 个月。口周湿疮。

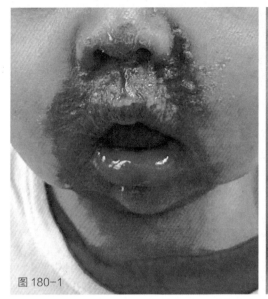

图180-1

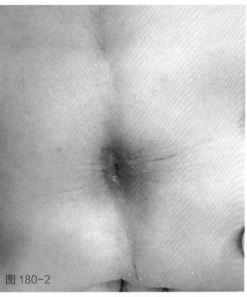

图180-2

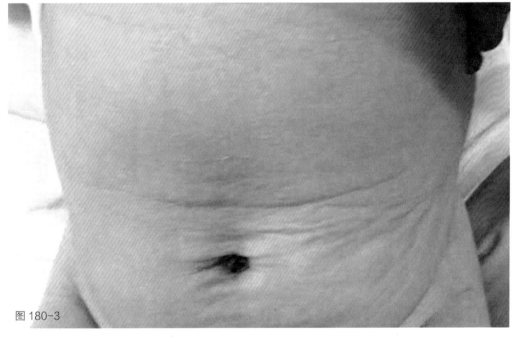

图180-3

图180-1　男，10个月。口周、鼻翼旁疱疹渗出、溃烂、结痂，可见于呼吸道感染，尤其病毒感染。患儿可以发热，也可以无发热。

图180-2　与图180-1为同一患儿。肛门潮红，因患儿由鼻咽部吞咽大量病毒而引起肠道感染，从而出现腹泻。

图180-3　与图180-1为同一患儿。躯干部皮疹、干燥、脱屑、潮红。

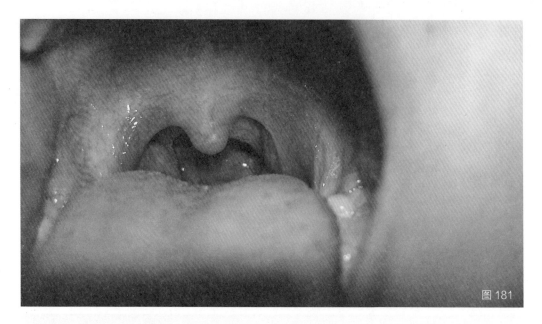

图181　男，9岁。乳蛾，咽腔充血明显，咽后壁淋巴滤泡增生，喉核Ⅰ～Ⅱ度肿大。患儿反复发热6个月。

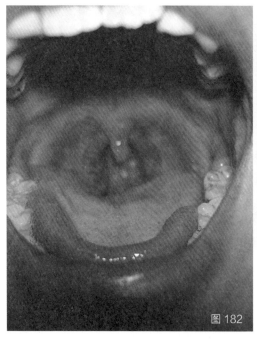

图182　女，6岁。乳蛾，咽腔充血明显，喉核肿大。

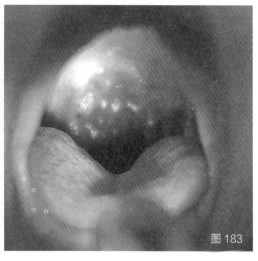

图183　男，4岁5个月。乳蛾，咽后壁淋巴滤泡增生，白亮点为淋巴滤泡增生对灯光的反射。反复咳嗽，伴叹息样发作，鼻塞少涕，手心脱皮且热，舌红，苔白。

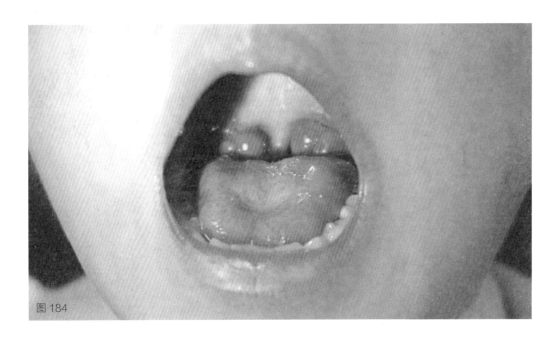

图184

图184 患儿乳蛾，双侧喉核Ⅲ度肿大，舌淡，苔白腻。

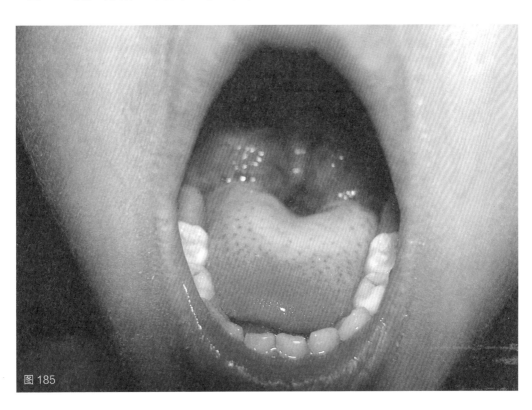

图185

图185 患儿乳蛾，双侧喉核Ⅲ度肿大、充血，舌红，苔白厚腻。

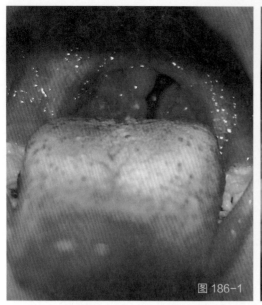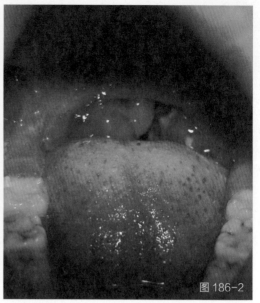

图186-1 男，6岁。乳蛾，双侧喉核肿大，右侧可见一脓点，但未发热，体胖，伴轻咳、口臭，舌红，苔白厚腻。

图186-2 与图186-1为同一患儿。此为另一次发病，可见左侧脓性分泌物，未发热，舌红，苔白厚。对于反复乳蛾的患儿，因为发作频繁，有时候虽然可见脓点，但可以不发热，或仅低热。

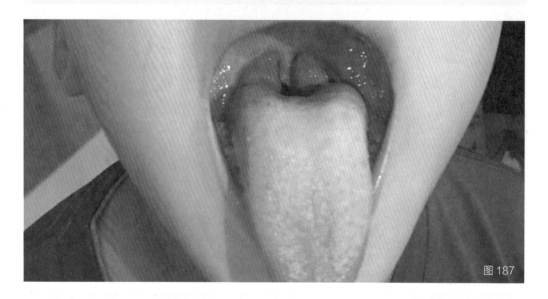

图187 患儿乳蛾，双侧喉核Ⅲ度肿大，舌淡，苔白腻。多见于慢性乳蛾。

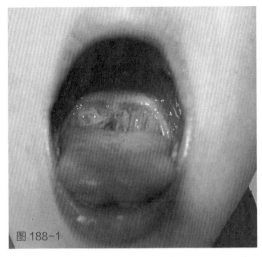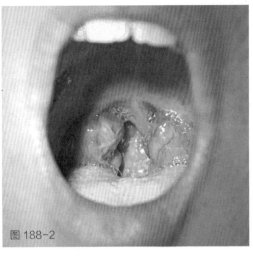

图188-1　患儿乳蛾，双侧喉核肿大、充血，表面见于反复发炎所致的瘢痕表现。舌红，苔白厚腻。

图188-2　与图188-1为同一患儿。此为治疗后，喉核肿大缩减，张口呼吸及鼻鼾也减轻。

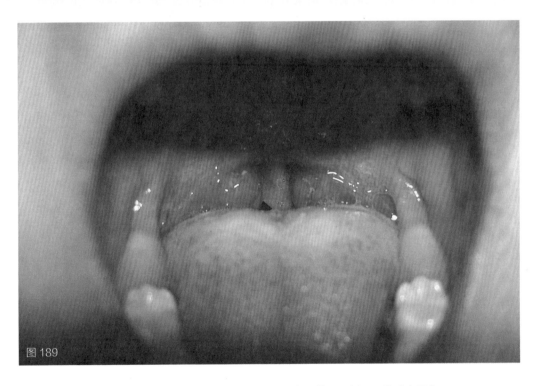

图189　患儿乳蛾，喉核Ⅲ度肿大，可见脓性分泌物，舌红，苔白厚腻。

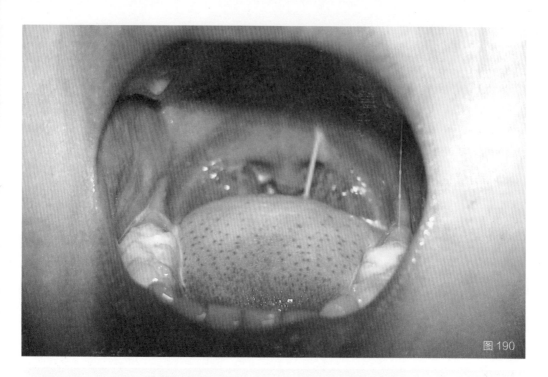

图190　患儿乳蛾，双侧喉核肿大，隐见血丝，舌红，苔白厚腻。

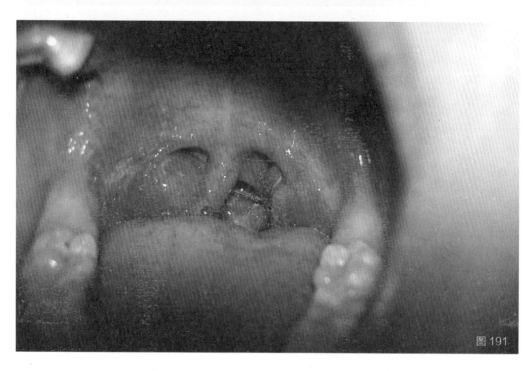

图191　患儿乳蛾，右侧喉核Ⅲ度肿大，可见少量脓点，左侧喉核Ⅰ度肿大。

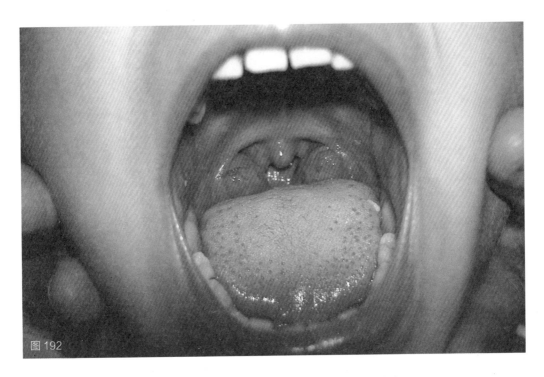

图 192　患儿乳蛾，喉核Ⅱ度肿大，轻度充血，舌红，苔白厚腻。

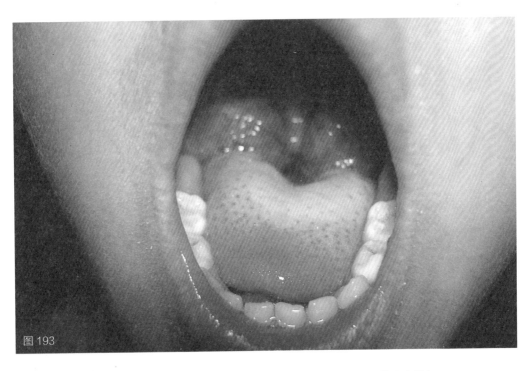

图 193　患儿乳蛾，喉核Ⅲ度肿大，表面血丝可见，舌尖红，苔白厚腻。

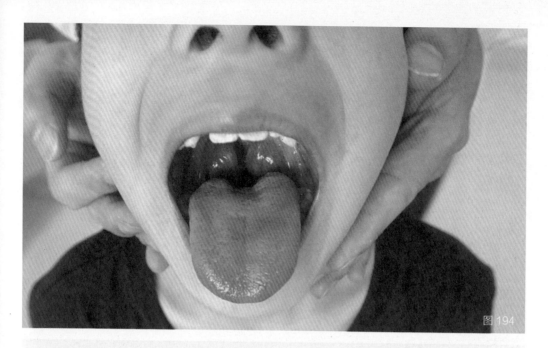

图194　男，8岁半。乳蛾，喉核Ⅲ度肿大，伴鼻鼾，纳少，消瘦明显，面色萎黄，大便干而少，舌质红，苔白。

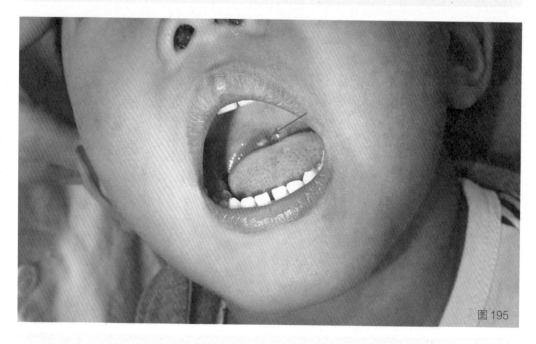

图195　男，4岁8个月。乳蛾，可见喉核肿大、脓点，伴中高热，鼻鼾，大便干，舌红，苔白厚腻。

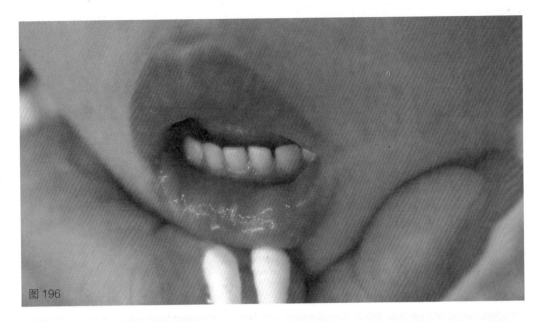

图196　女，1岁7个月。疱疹性咽峡炎形成的下唇口疮，伴面色萎黄，发疏，发黄，大便稀、色绿、泡沫，咽红，腹胀，舌红，苔白厚腻。

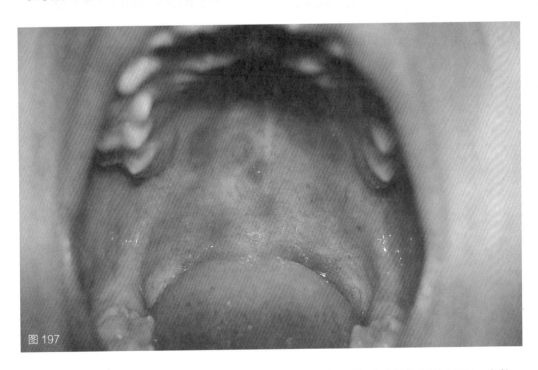

图197　患儿疱疹性咽峡炎，上腭可见散在的出血点，随后可以发展为口疮，多数伴发热。

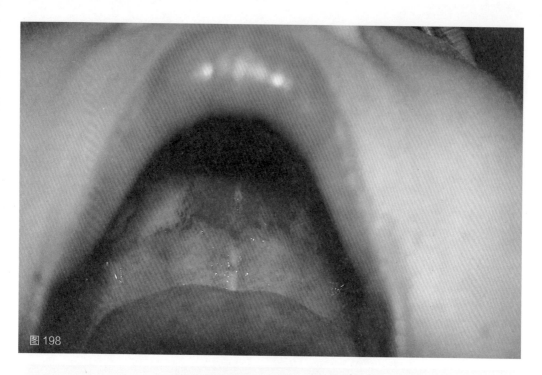

图198　男，2岁3个月。疱疹性咽峡炎，上腭可见大面积充血，伴低热，咽红，腹胀。

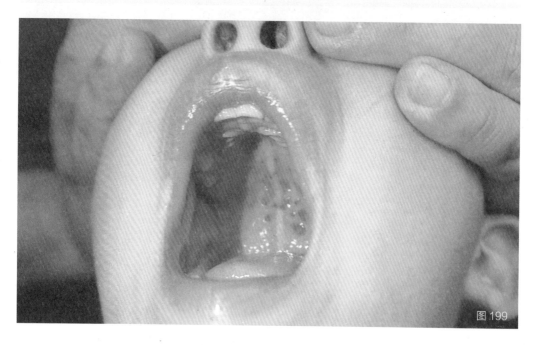

图199　男，3岁8个月。疱疹性咽峡炎，咽腔上腭散在疱疹，伴咳嗽，腹胀，舌红，苔白。

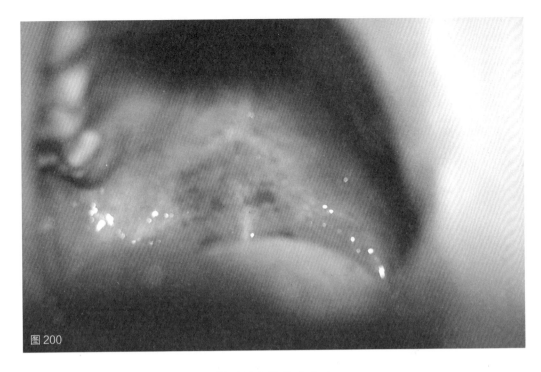

图200

图200　患儿疱疹性咽峡炎，上腭可见点片状出血。

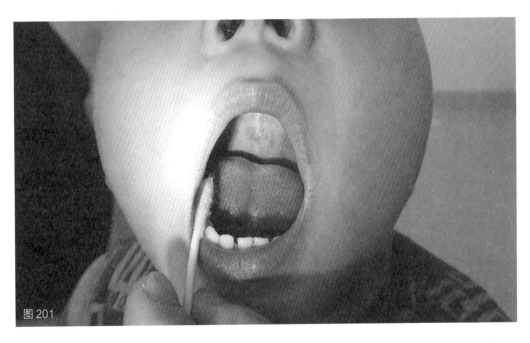

图201

图201　患儿疱疹性咽峡炎，高热1日，咳嗽，少涕，舌红，苔白腻。因病在初期，还未形成疱疹，仅见散在出血点。

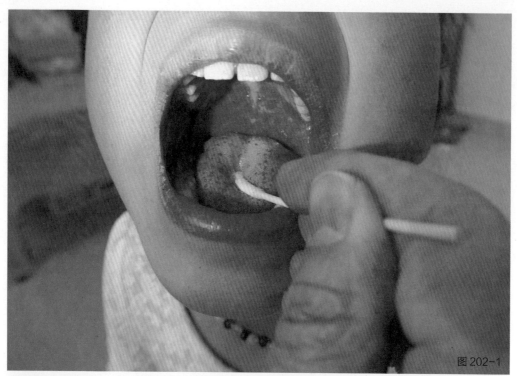

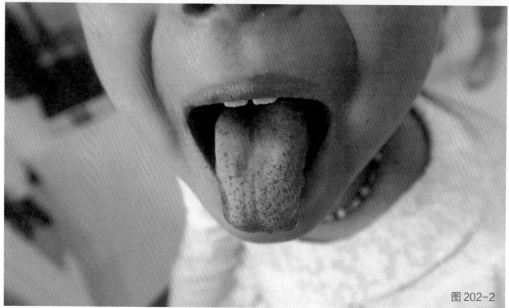

图202-1　女，8岁。疱疹性咽峡炎，伴高热1日，咽红。

图202-2　与图202-1为同一患儿。舌红，满舌苔白厚腻。属心脾积热，中焦积滞。

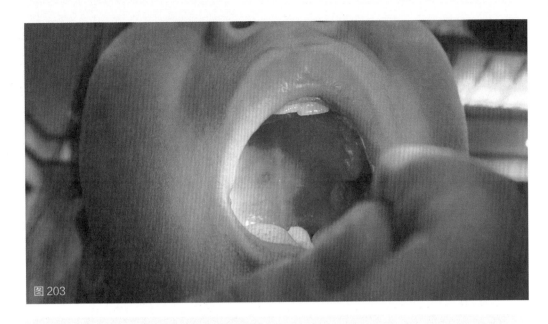

图203

图203 女，8岁10个月。疱疹性咽峡炎。易鼻塞，喷嚏2个月。现症：低热1日，口疮，舌红，苔白腻。

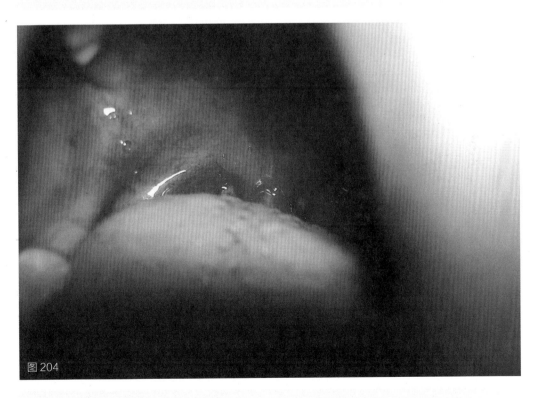

图204

图204 患儿疱疹性咽峡炎，上腭根部可见充血、溃疡点，舌红，苔黄而厚。

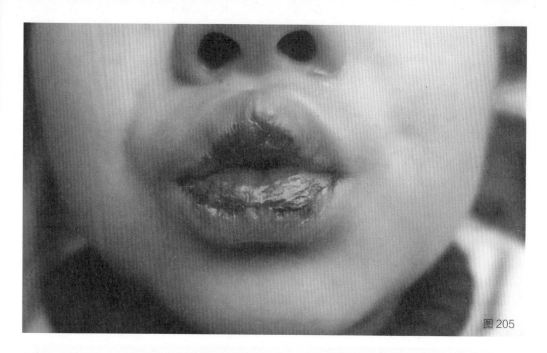

图205　女，6岁3个月。疱疹性咽峡炎病后，口唇溃疡、渗血。现症：反复发热10日，大便干结，舌红，苔白厚腻。

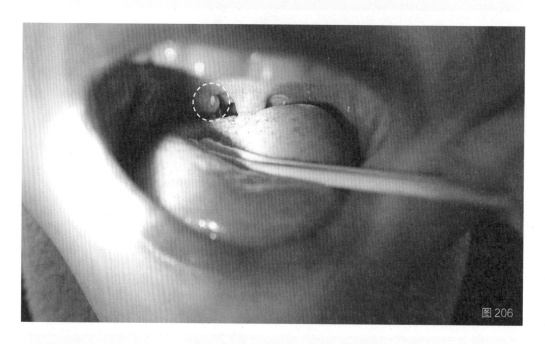

图206　男，5岁11个月。咽腔充血、散在脓点。易感冒多年，每月2～3次，以发热或咳嗽为主。伴大便干，口臭，舌红，苔白厚腻，咽不适，消瘦。

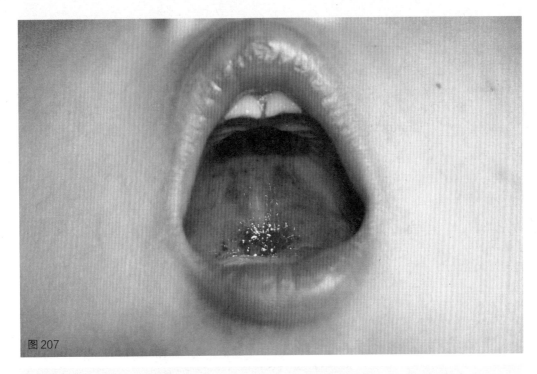

图207

图207　女，6岁。疱疹性咽峡炎，咽腔充血，可见散在出血点，伴发热，腹胀，舌红，苔白厚。

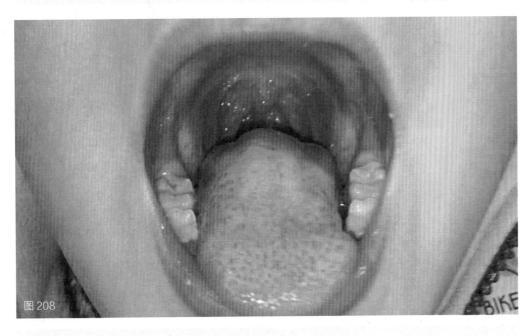

图208

图208　患儿咽腔充血，咽后壁淋巴滤泡增生。

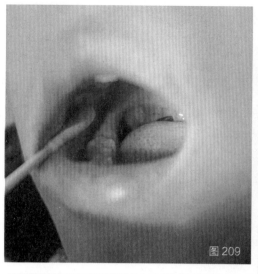

图209 女，9岁半。咽部脓点。近期咽不适，大便稍干，鼻塞少涕，舌红，苔白腻。

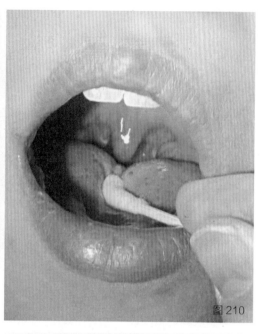

图210 患儿咽红，喉痰。

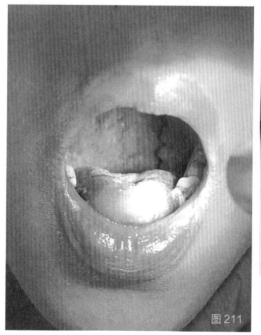

图211 患儿咽后壁淋巴滤泡多个增生，舌红，苔白厚腻。

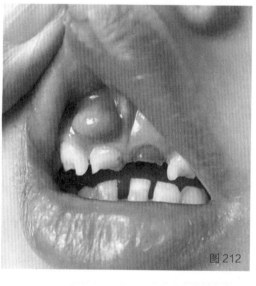

图212 患儿上齿龈可见一包块，稍硬，病程1个月，无疼痛，多为局部炎症后增生所致。上齿左侧第二齿枯，伴下肢皮肤瘙痒，纳呆，舌红，苔白。

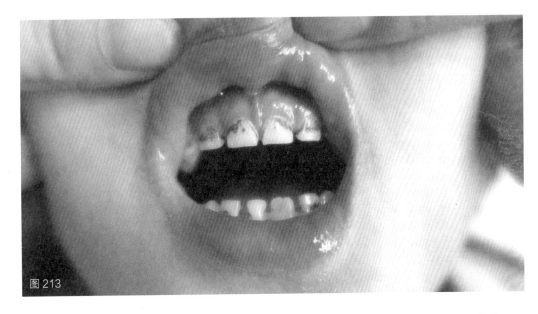

图213 男，6岁。牙齿表面浅黑色斑片，多为久病或脾胃功能紊乱所致的牙齿表面疏松不密实，使色素或菌斑表面沉着。咳嗽1月余，现症：轻咳，鼻鼾，口臭，喉核Ⅱ～Ⅲ度肿大，舌红，剥苔，双肺呼吸音粗。诊断：久咳。

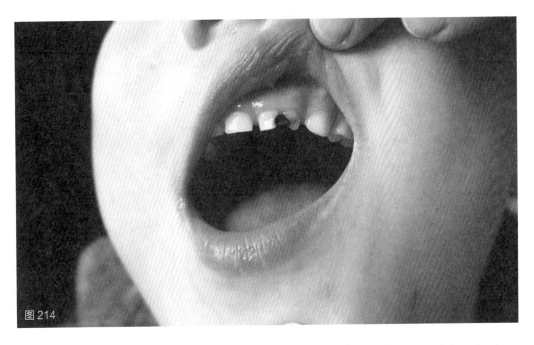

图214 男，5岁4个月。一上齿色黑、蚀损，属齿不荣范围。现症：鼻鼾，轻喘，咳嗽，舌红，苔白，轻剥苔。

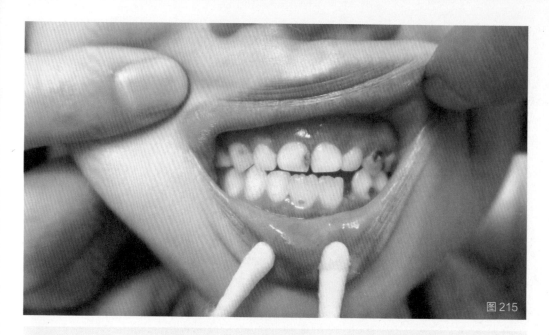

图215 5岁。齿黑，齿黄，伴大便干，磨牙，口臭，发黄，舌红，苔白。诊断：亚健康（积滞体，热盛体）。

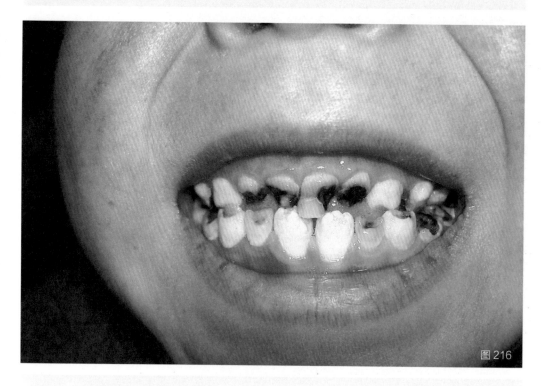

图216 患儿齿黑，齿黄，齿损。

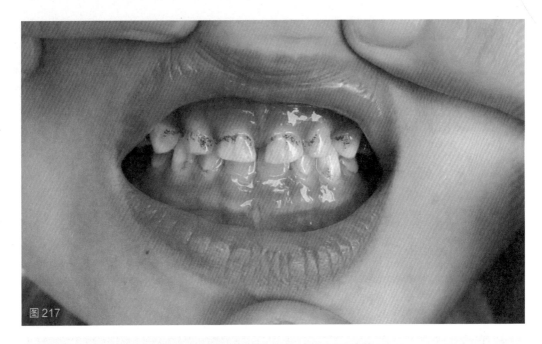

图217　男，5岁8个月。齿面呈淡黑色，以上齿为多，反复咳嗽，多次肺炎，住院8次。现症：轻咳，大便干，舌红，苔白腻。

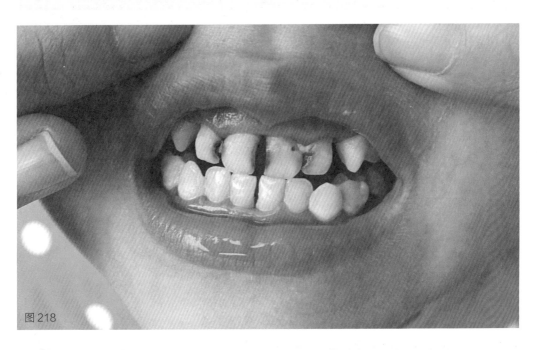

图218　女，5岁。齿黑，上齿疏。现症：尿频2周，咽不适，皮肤粟粒样皮疹，二便可，舌淡，苔白厚腻。

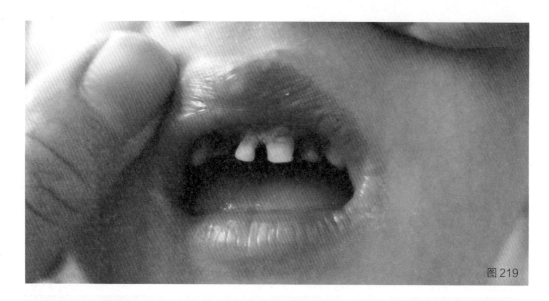

图219 女，4岁8个月。齿黑，上齿疏，反复中耳炎。现症：皮肤瘙痒，鼻塞浊涕，消瘦，大便干，手心热，张口呼吸，舌红，苔白腻。诊断：亚健康（热盛体，高敏体）。

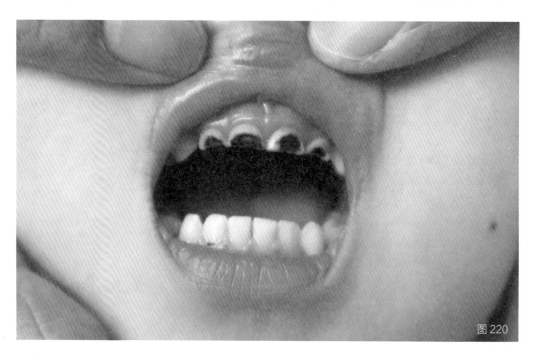

图220 女，4岁6个月。齿黑、齿损3年，上齿色黑，齿冠磨损严重。现症：反复感冒1年，每月1次，咳嗽为主，伴大便干，皮肤瘙痒，舌淡，苔白。

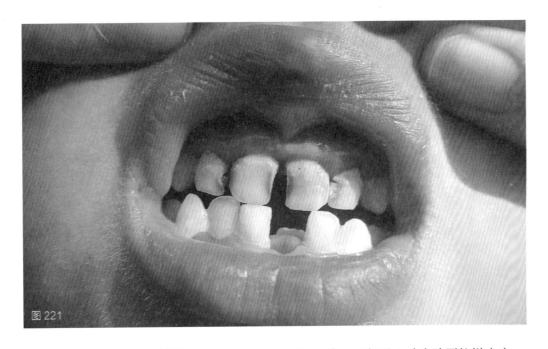

图221 女，5岁。上齿黑、齿疏。现症：晨咳，口臭，面部及上肢皮肤粟粒样皮疹，口疮，舌红，苔白厚腻。

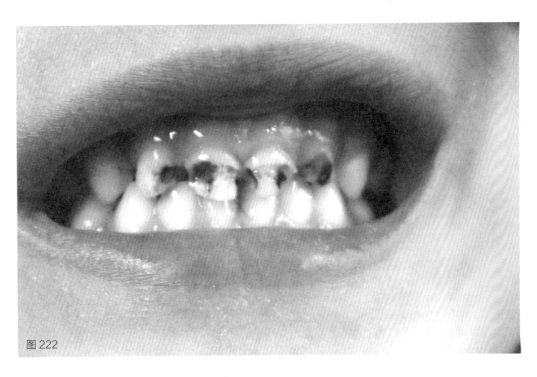

图222 患儿多个上齿黑褐色、缺损。

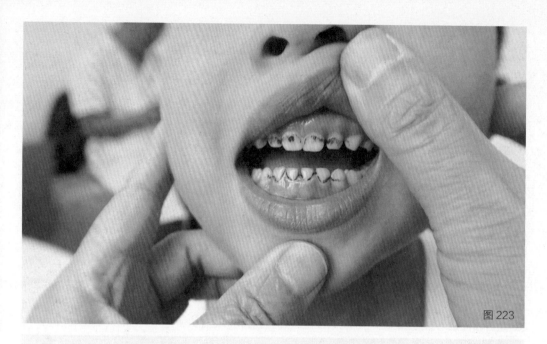

图223　男，6岁。上下多个齿面呈浅黑色。反复咳嗽多年，每月2次。现症：轻痰咳，舌淡，苔白。诊断：久咳。

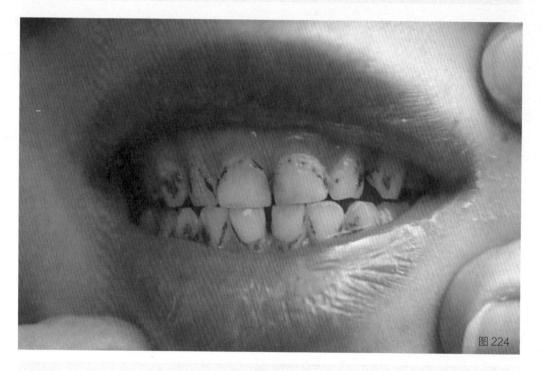

图224　男，5岁。上下多个齿面浅黑色，易感冒。

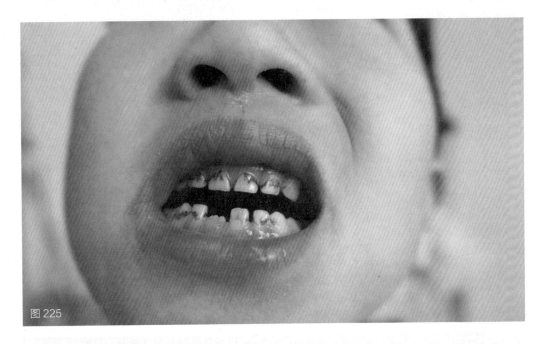

图225 男，6岁7个月。齿黑多年。现症：口臭，大便稍干，舌红，苔白厚腻。属脾胃虚弱。

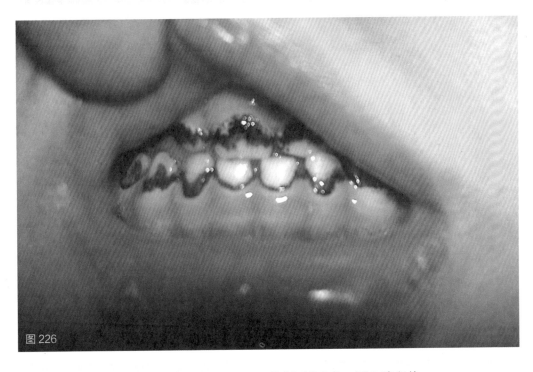

图226 患儿多个齿黑，伴下齿龈充血，下唇左侧溃疡。属心脾积热。

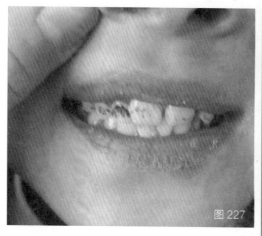

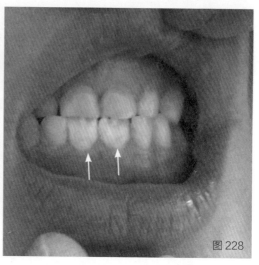

图227　男，6岁10个月。多个上齿黑褐色。反复发热多年，每月1次。现症：大便干，痰咳，低热乏力，少涕，腹胀，舌红，苔白厚腻。诊断：易感冒，积滞。

图228　男，5岁5个月。齿枯。现症：下齿枯白，属齿不荣范围，多责之于胃气久虚不盛。生长缓慢，手足不温，舌红，苔白腻。诊断：亚健康（肺脾两虚）。

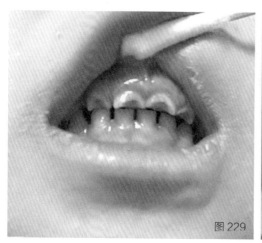

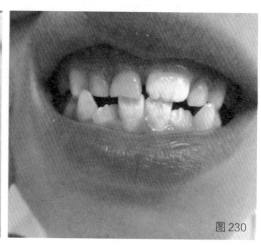

图229　女，4岁。齿枯，上齿齿面磨损明显，下齿疏，血小板减少性紫癜1月余，伴面色萎黄，大便干，咽红，喉痰，舌红，苔白。

图230　男，6岁半。齿枯，一上齿及数个下齿枯白，下齿面不规整。现症：纳呆，消瘦，面色萎黄，大便稍稀，舌红，苔白厚腻。诊断：脾虚证。

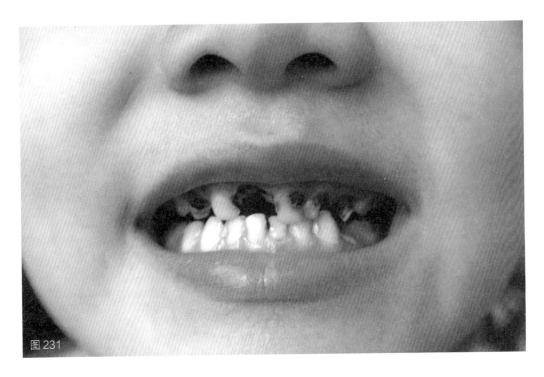

图231　女，5岁。齿枯，齿黑，齿损。

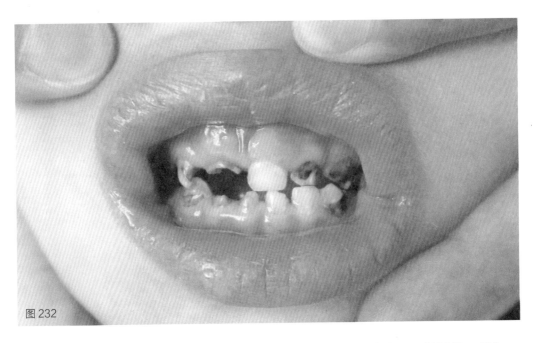

图232　男，5岁。齿枯，齿黑，齿损，反复咳嗽多年，易鼻塞，生长缓慢。现症：痰咳，大便干，汗多，面色萎黄，纳少，舌红，苔白。诊断：久咳，亚健康。

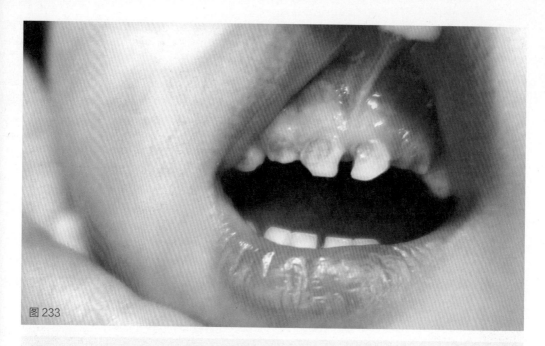

图233　女，4岁5个月。齿黄，齿面不规整，属齿不荣范围，多为久病或脾胃功能紊乱所致。现症：痰咳，口臭，舌红，苔白厚腻。诊断：久咳，积滞。

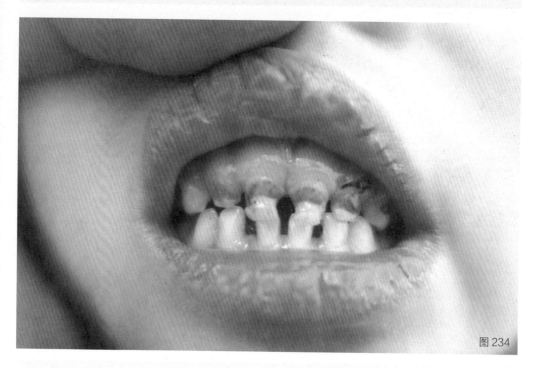

图234　患儿齿黄，齿枯，齿疏，以上齿为主。多责之于中焦脾胃，非独为肾也。

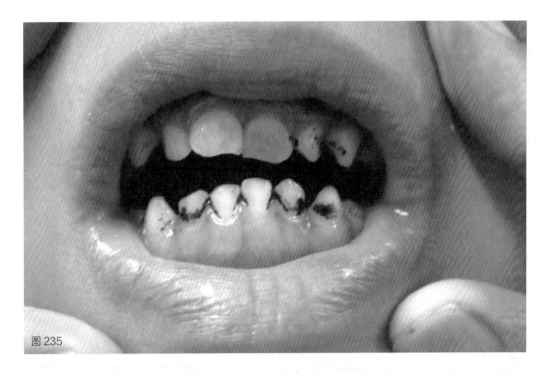

图235 男，5岁。齿黑。现症：咽红，舌红，苔白厚腻。

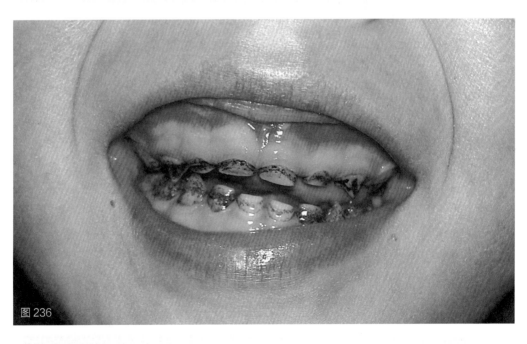

图236 男，4岁。上下多个齿面烟黄色，齿冠磨损明显。现症：喷嚏，鼻塞，浊涕，口臭，二便可。

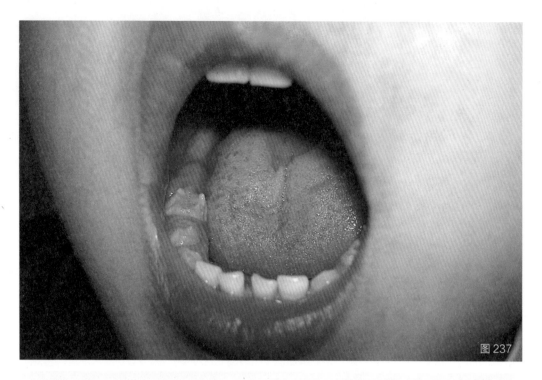

图237 患儿下磨牙齿黄，舌淡红，剥苔（后部）。

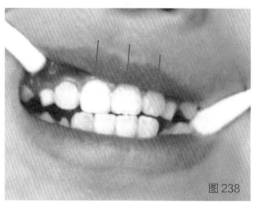

图238 男，11岁。牙齿白斑，属齿不荣范围，伴面部粟粒样皮疹，爪甲不荣。诊断：亚健康。

图239 患儿上齿枯黄，牙冠因磨损几乎消失。

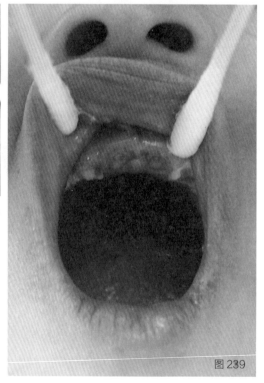

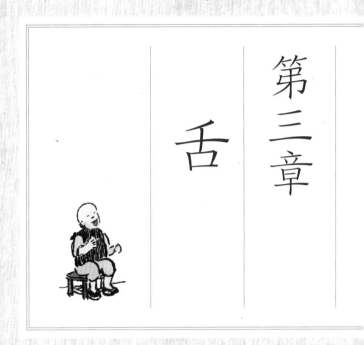

第三章

舌

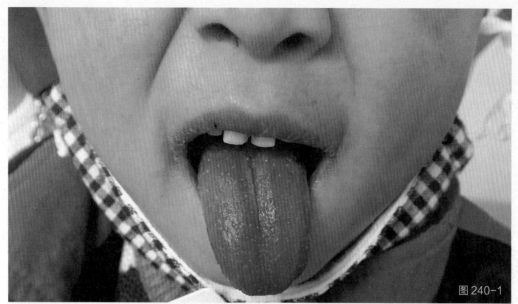

图 240-1

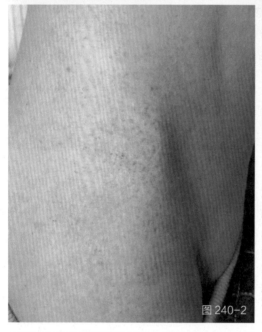

图 240-2

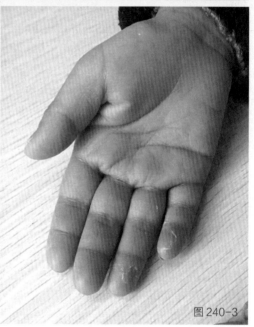

图 240-3

图 240-1　男，7 岁。舌红呈玫瑰色，苔少。反复咳嗽 7 年。现症：全身皮疹，瘙痒，伴咳嗽，鼻塞流涕，汗多，中低热 1 周，燕口疮，磨牙，汗多，咽红，手心脱皮，双肺喘鸣音。诊断：急性支气管炎，疑诊猩红热。

图 240-2　与图 240-1 为同一患儿。腰部皮疹。

图 240-3　与图 240-1 为同一患儿。手心红、脱皮，此为右手。

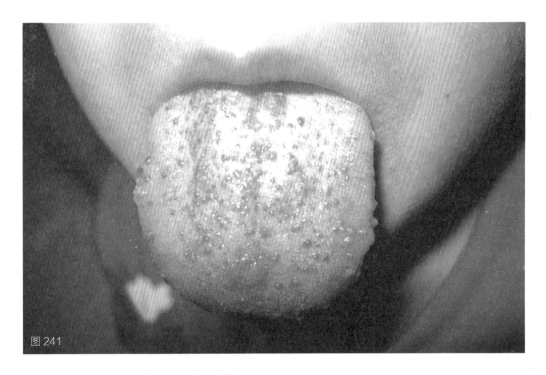

图241　患儿杨梅舌，猩红热的舌象。

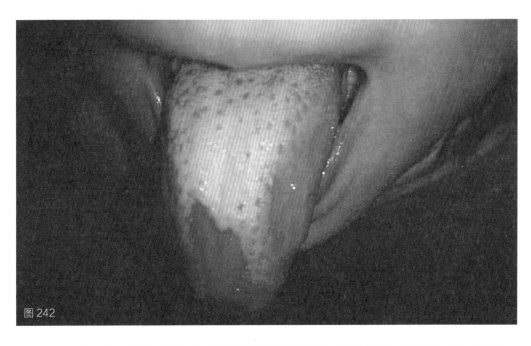

图242　女，5岁。舌呈玫瑰红色，苔白厚，前及侧部剥苔。反复咳嗽3年，每月1次。现症：面色萎黄，阵咳，口唇干，喷嚏多，汗多，口臭，二便可，脉数。

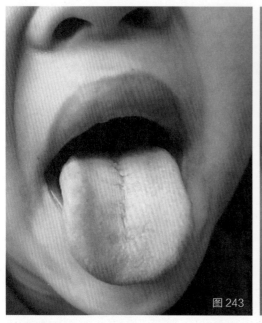

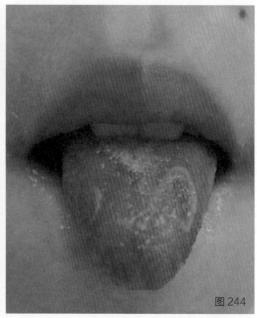

图243 男，8岁。舌淡，苔白腻，裂纹，此类舌质多见于气血虚弱的患儿。现症：咳嗽1周，消瘦，大便2～3日一解，不干而黏腻，口臭，夜眠欠安，爪甲白斑，咽不适，鼻鼾。诊断：脾虚食滞。

图244 女，2岁11个月。舌淡，剥苔。现症：反复发热1年余，现已住院4次，每次发作以发热为主，疱疹性咽峡炎3次，大便干，2～3日一解，咽红，喉痰。高敏体。

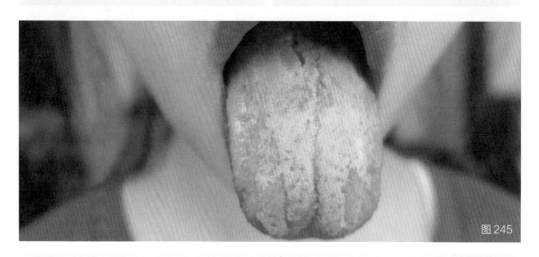

图245 女，11岁。舌淡红，苔白厚，剥苔，后部裂纹。现症：鼻塞2周，喷嚏多，咽不适，张口呼吸，呼吸音重，咽略红。

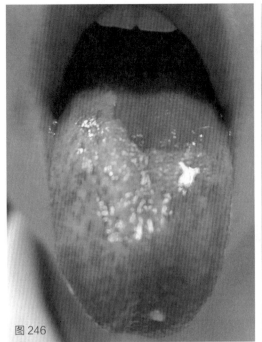

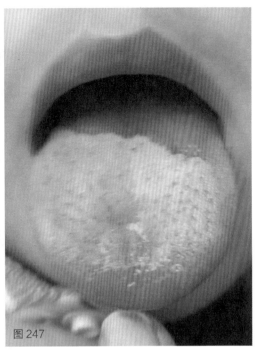

图246 女，4岁。舌淡红，津多，苔薄，后部剥苔。现症：痰咳，大便3~4日一解，不成形。属肺脾气虚。

图247 男，2岁2个月。舌淡红，苔白，后部剥苔。现症：发热2日，中高热，咳嗽，大便略干，夜眠欠安，磨牙，腹胀。诊断：积滞夹外感。

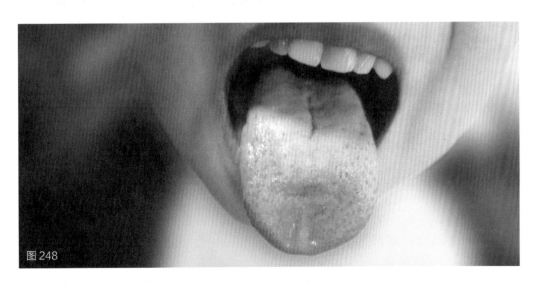

图248 男，4岁。舌淡红，苔腻微黄而厚，后部裂纹。诊断：积滞。

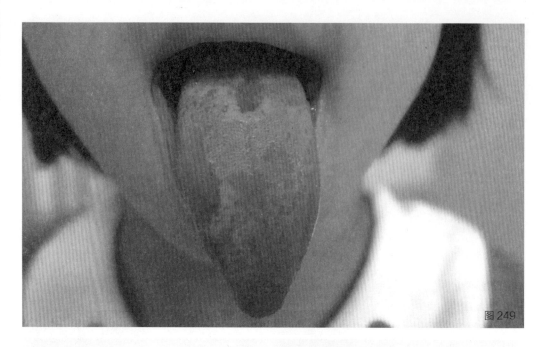

图249 女，3岁9个月。舌淡红，剥苔。本病小儿常见，多责之于脾胃功能紊乱所致，不独属胃阴不足。

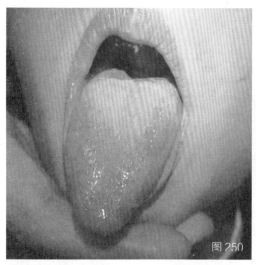

图250 男，5岁。舌淡红，苔白腻，浅剥苔，易咳喘。现症：轻咳，纳少，面色萎黄，消瘦，大便干，2日一解。属肺脾气虚。

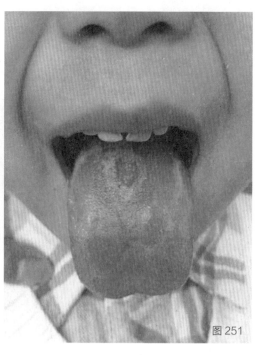

图251 患儿舌淡红，剥苔，苔少。

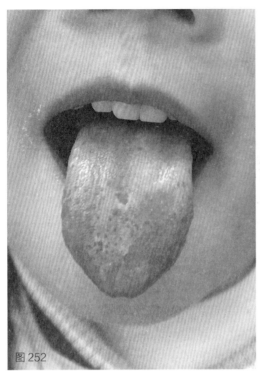

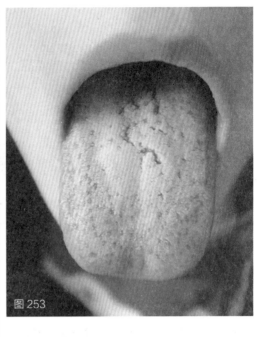

图253 男，7岁。舌淡红，苔白厚，中部裂纹。现症：中低热，磨牙，轻痰咳。诊断：积滞。

图252 患儿舌淡红，剥苔，苔腻。

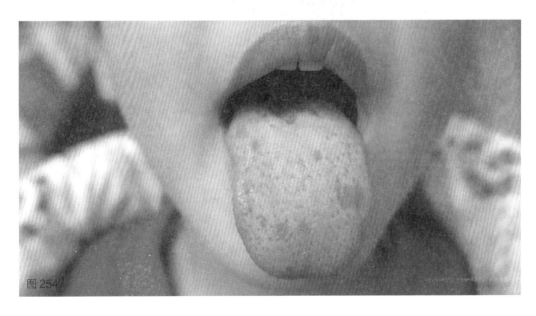

图254 女，4岁。舌淡红，苔白厚腻，点片状剥苔。现症：发热3日，中高热，鼻塞，轻痰咳，大便略干，腹胀，心肺常。诊断：积滞夹外感。

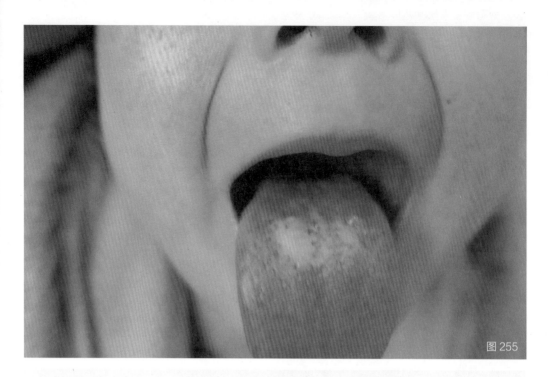

图255　男，2岁8个月。舌淡红，苔中部白厚。诊断：亚健康。

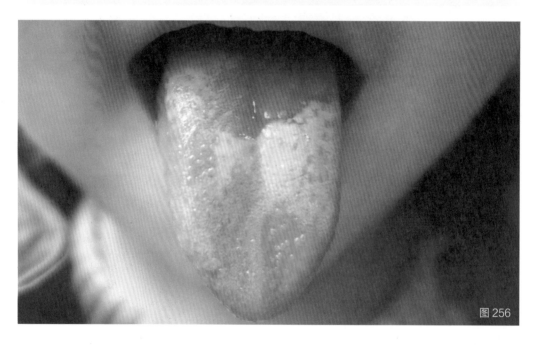

图256　男，3岁4个月。舌淡红，剥苔，中部苔厚。现症：轻咳，浊涕1周，伴口臭，磨牙，手足心脱皮，消瘦，面色萎黄，二便可，心肺常。

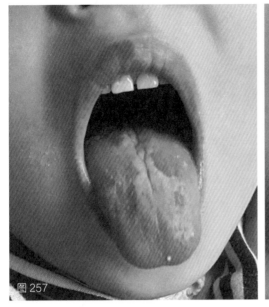

图257　女，4岁6个月。舌淡红，剥苔少津。反复咳嗽8个月。现症：痰咳，鼻塞，大便干，口臭，手心热，鼻鼾，心肺常。

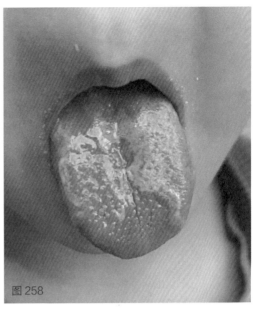

图258　男，3岁8个月。舌淡红，剥苔。反复口疮2年，面色萎黄，夜眠欠安，消瘦，汗多，腹胀，二便可，心肺常。

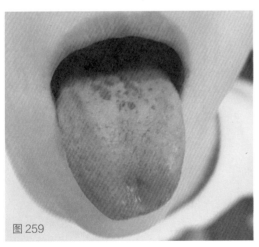

图259　男，6岁5个月。舌淡红，后部点片状剥苔。痰咳，口疮，近期食水果较多，二便可。

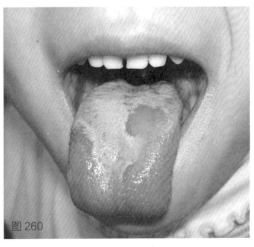

图260　患儿舌淡红，苔白厚，剥苔。

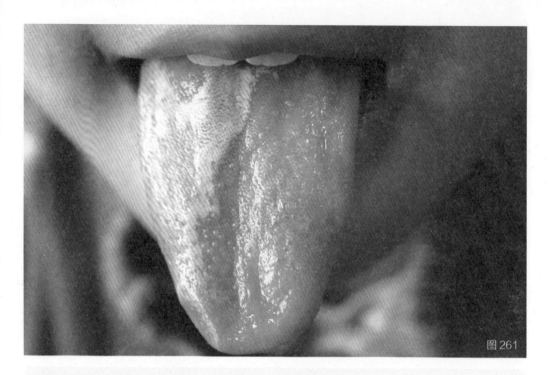

图261 患儿舌淡红，剥苔。

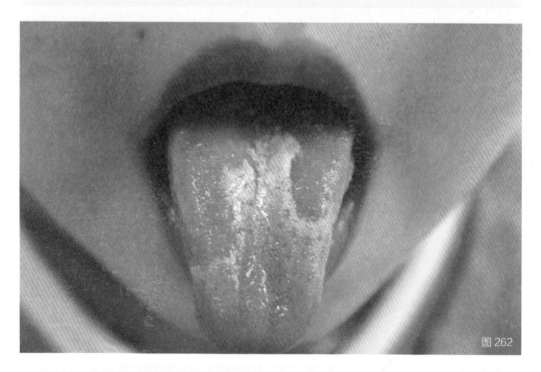

图262 女，5岁。舌淡红，苔白腻且剥苔，津多。

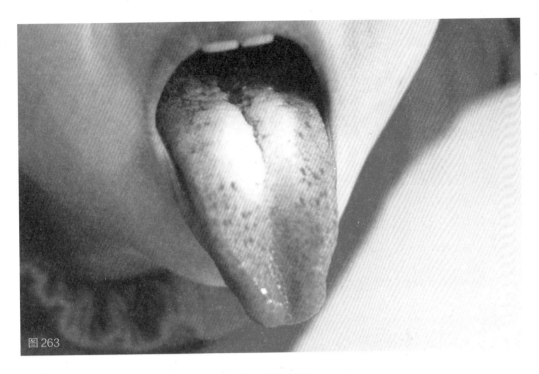

图263　女，5岁。舌淡红，苔白厚腻，后部裂纹。

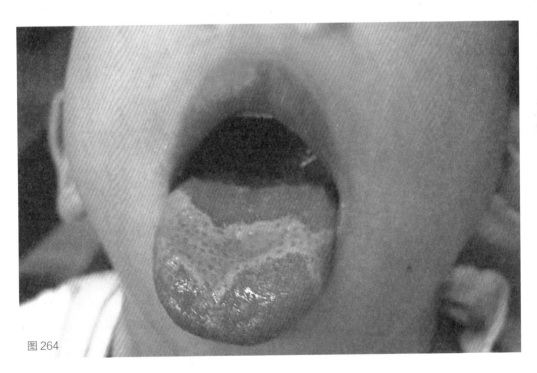

图264　患儿舌淡红，剥苔。

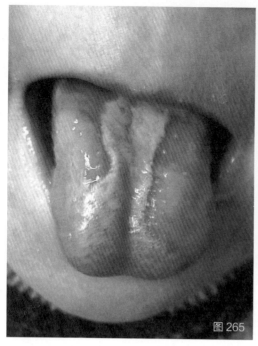

图265 患儿舌淡红，舌中部苔白厚腻，舌边剥苔。

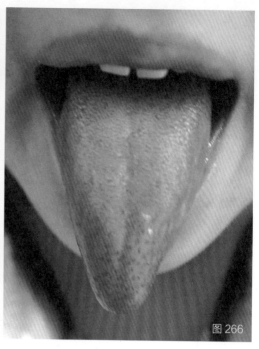

图266 患儿舌淡红，苔白而腻。属脾胃阳虚。

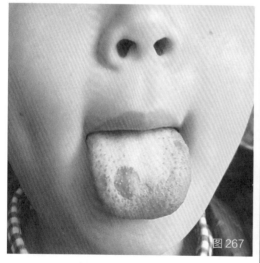

图267 男，10岁。舌淡红，苔白厚腻，苔斑片状剥苔，腹不适1年（夜眠明显），二便可。诊断：积滞。

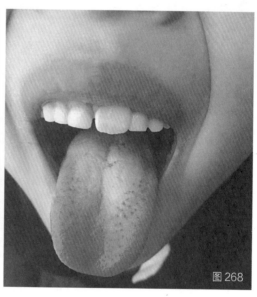

图268 患儿舌淡红，苔中部微黄而厚。

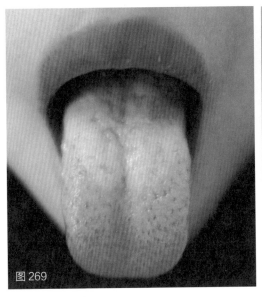

图269

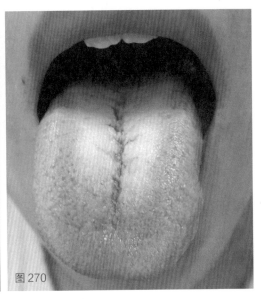

图270

图269 男，8岁。舌淡红，苔白厚腻。平素大便干结。

图270 男，8岁。舌淡红，苔白厚腻，苔中部裂纹。现症：轻咳20日，消瘦明显，面色萎黄，大便略干，心肺常。诊断：积滞，咳嗽。

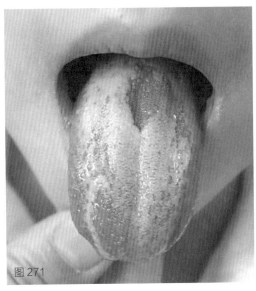

图271

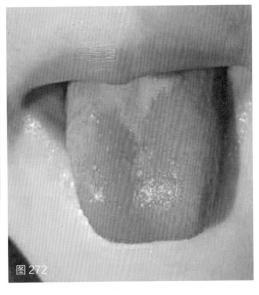

图272

图271 女，4岁4个月。舌淡红，苔白厚腻，中后部剥苔。现症：咳嗽3日，干呕，痰咳，面色萎黄，腹胀，心肺常。诊断：食咳。

图272 男，4岁。舌淡红，剥苔且苔少，诊断：易感冒，夜啼。

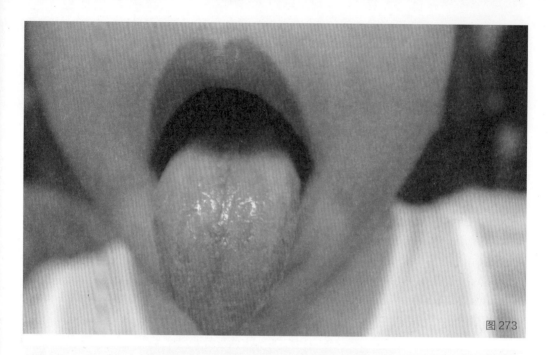

图273　女，4岁。舌淡红，苔白腻，有裂纹。现症：咳嗽1个月，近2日咳嗽加重，大便干，口臭，心肺常。诊断：久咳。

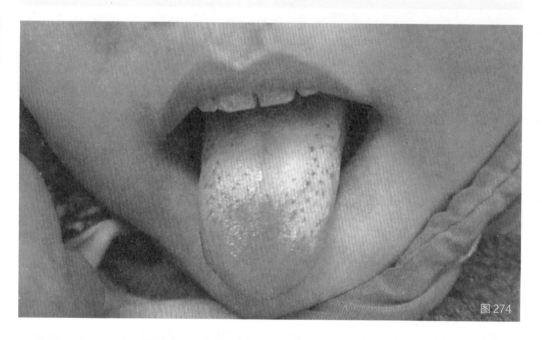

图274　男，3岁。舌淡红，苔白腻而厚。现症：纳少，口臭，大便干，心肺常。诊断：积滞。

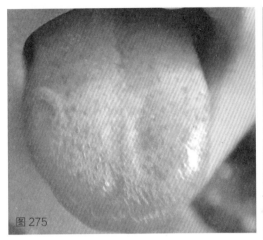

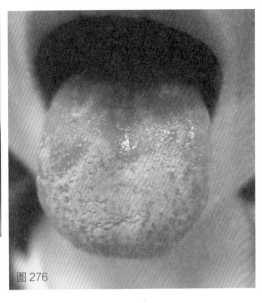

图275 男，4岁。舌淡红，苔白厚腻，右侧舌边剥苔。现症：鼻塞数月，面色萎黄，张口呼吸，鼻鼾，多梦，大便完谷不化，日一至二解，心肺常。诊断：易感冒（气虚体）。

图276 舌淡红，苔剥而厚。反复发热3个月。现症：中高热，轻咳，腹胀，咽红。

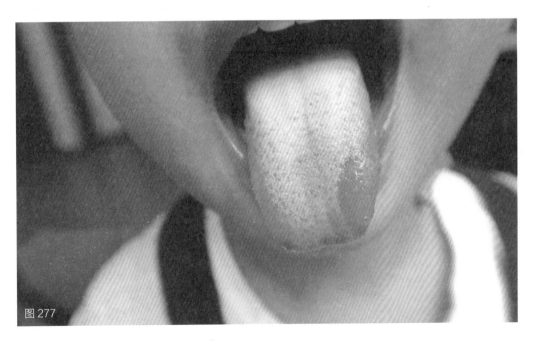

图277 男，3岁10个月。舌淡红，苔白厚腻，舌前侧面剥苔。现症：轻咳，口臭，汗多，手心热，二便可，心肺常。诊断：咳嗽夹积滞。

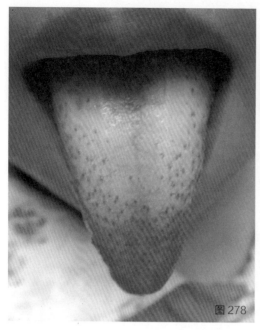

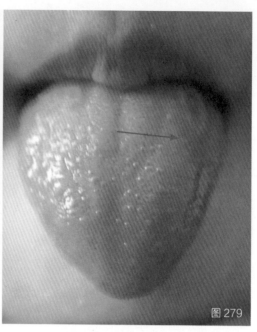

图278 女,4岁。舌淡红,苔厚腻微黄。
现症:轻痰咳。诊断:食咳。

图279 女,2岁3个月。舌淡红,舌
侧面剥苔。平素大便干。

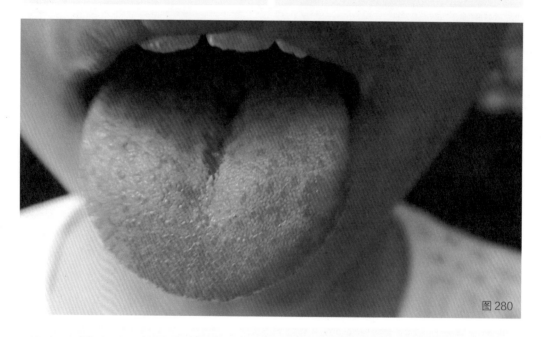

图280 男,9岁。舌淡红,苔薄白,舌中部裂纹。现症:鼻涕,面色白斑,咽红,
夜眠欠安。

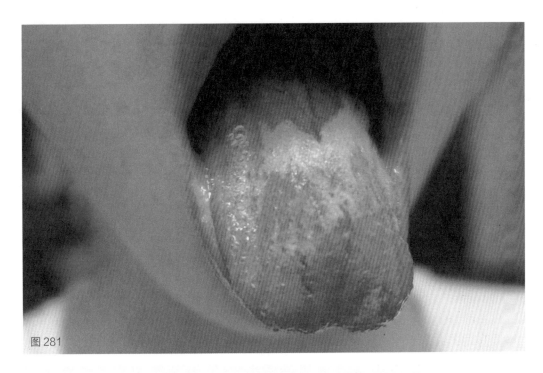

图281　女，11岁。舌淡红，剥苔，舌体裂纹。现症：咽不适，易感冒，心肺常。

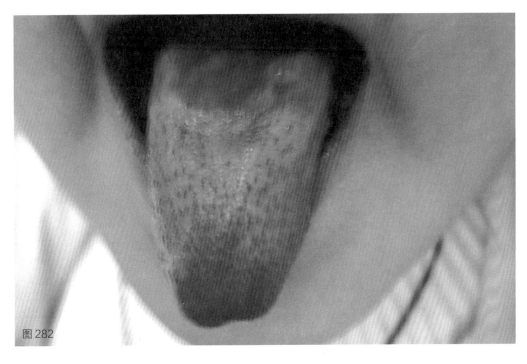

图282　患儿舌红，苔灰而腻，多责之于宿食内停日久，伴口臭，大便干。

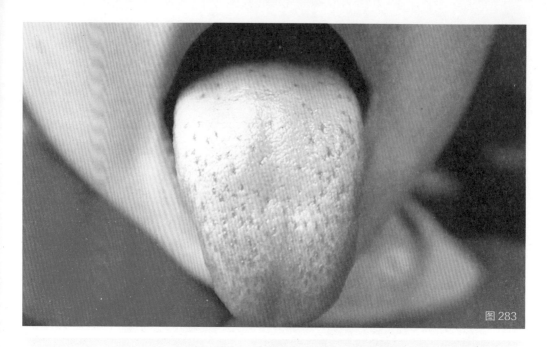

图283　女，4岁。舌红，苔黄厚而腻。舌苔较易为食物、药物所染色，注意鉴别。诊断：积滞夹外感。

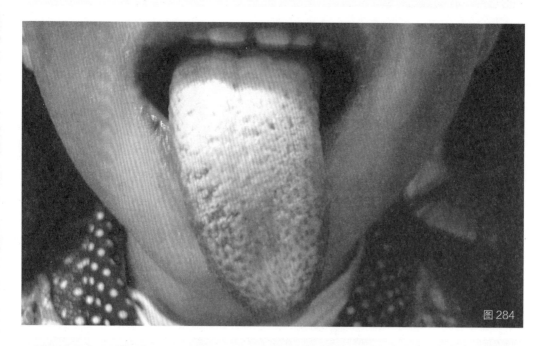

图284　患儿舌红，满舌苔白厚腻。此乃食滞热盛之象，伴纳呆、口臭、大便干、腹胀、发热诸证。

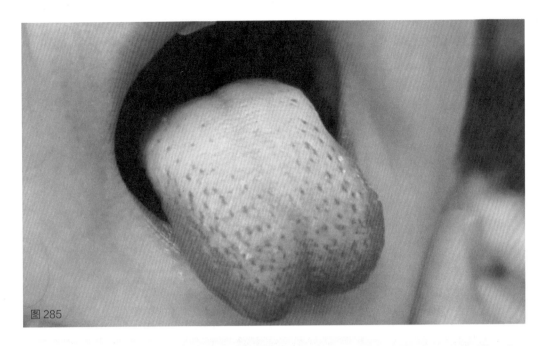

图285　女，3岁。舌红，满舌苔白厚腻。现症：发热1周，高热，反复发作，咳嗽4天，夜咳著，鼻塞，二便可，腹胀。诊断：积滞，咳嗽。

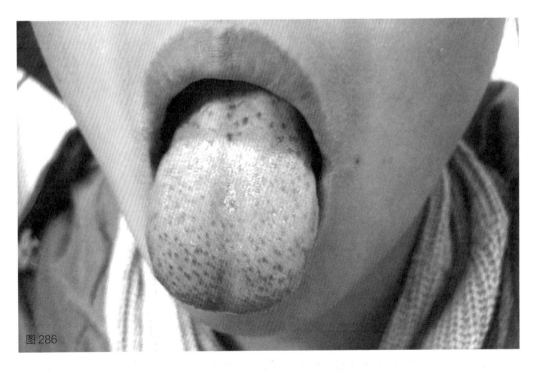

图286　患儿舌红，苔白厚腻。此乃食滞热盛之象。较图284为轻。

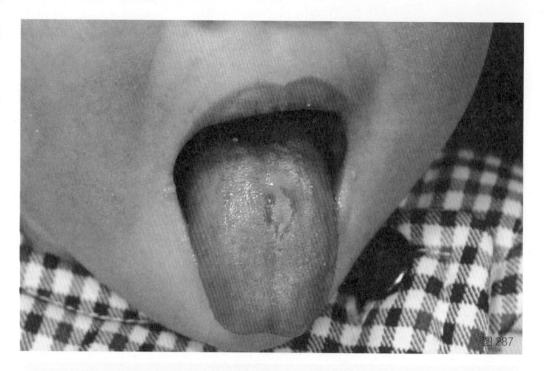

图287 患儿舌红，苔略腻，中部少量剥苔。

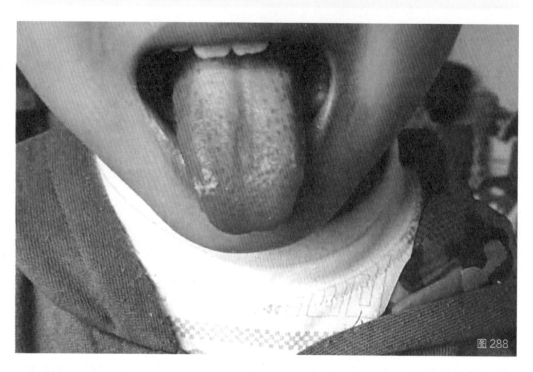

图288 患儿舌红，苔白厚。诊断：积滞夹外感。

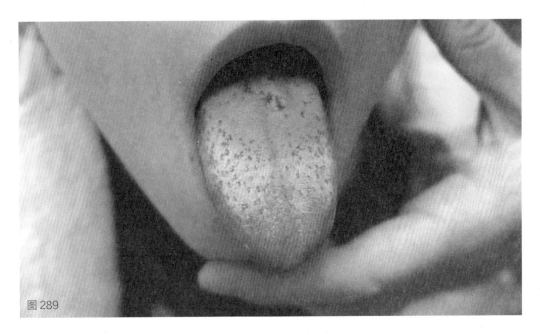

图289　男，7岁。舌红，苔白厚腻、后部点状剥苔。现症：发热2日，中高热，咽不适，轻痰咳，呕吐2次，纳呆，磨牙，咽红明显，可见脓点，腹胀，二便可，心肺常。诊断：积滞夹外感。

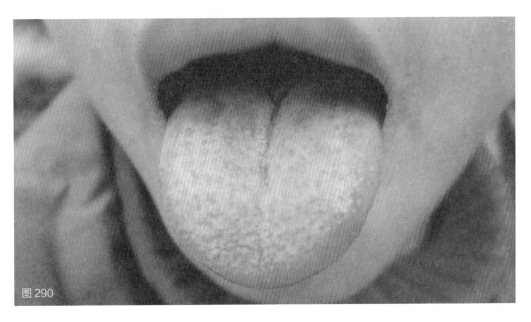

图290　男，9岁。舌红，苔中部裂纹。现症：咳嗽1月余，反复咳嗽，浊涕、色黄，时头晕，呼吸音粗，张口呼吸，汗多，二便可。

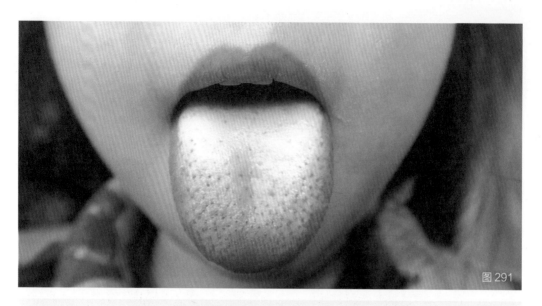

图291　女，5岁。舌红，苔白厚腻。现症：大便干，口臭，纳少，倦怠，入睡难，伴痰咳，鼻鼾，喉核Ⅰ度肿大，少许脓性分泌物。诊断：易积滞，易乳蛾。

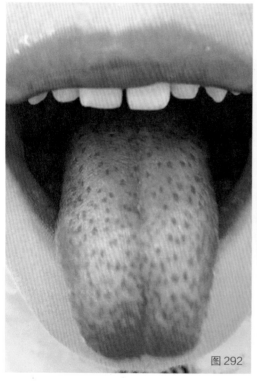

图292　患儿舌红，苔白厚。

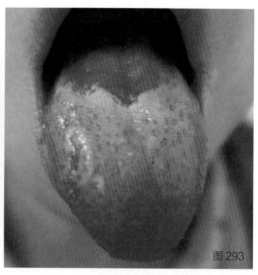

图293　女，4岁。舌红，后部剥苔。咳嗽每月1次，有久泻及肺炎史。现症：大便干，2～3日一解，咳嗽，鼻涕，面色萎黄，夜眠欠安，消瘦，纳少，荨麻疹2次。诊断：感冒（气虚体，高敏体）。

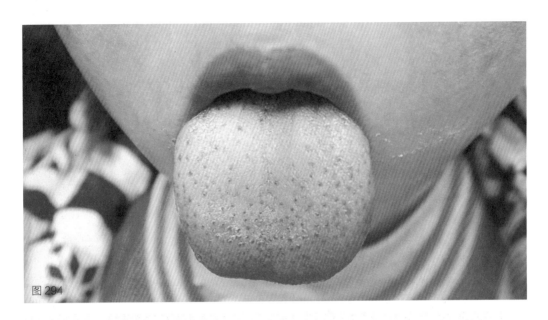

图294　女, 4岁6个月。舌红, 满舌苔白厚腻。反复发热6个月, 每月1～2次。现症: 咳嗽, 鼻塞少涕, 大便干, 中高热, 咽红, 喉痰, 腹满而实, 口臭, 磨牙, 外阴瘙痒, 五心烦热, 心肺常。诊断: 易感冒 (积滞体, 热盛体)。

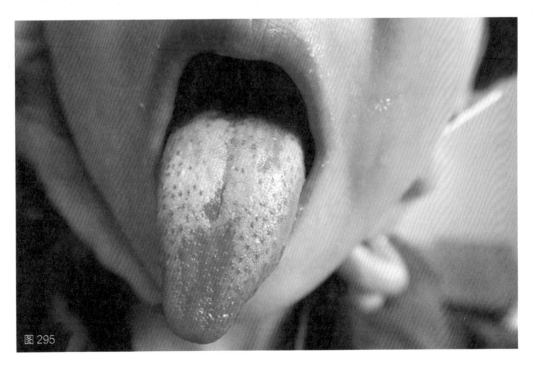

图295　男, 5岁。舌红, 苔白厚腻, 前部剥苔。现症: 纳呆, 偶咳, 心肺常。

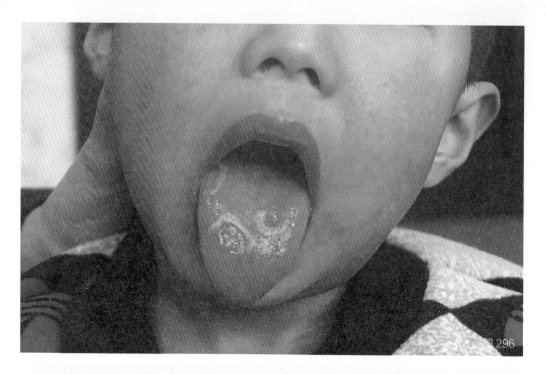

图296　男，2岁5个月。舌红，剥苔，整体舌面苔少，局部舌苔半环形突起。

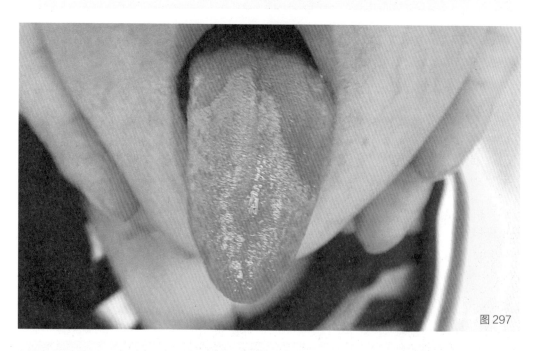

图297　男，5岁。舌红，中后部剥苔。反复发热2年余，每月1～2次，有反复抗生素用药史，平素大便干。

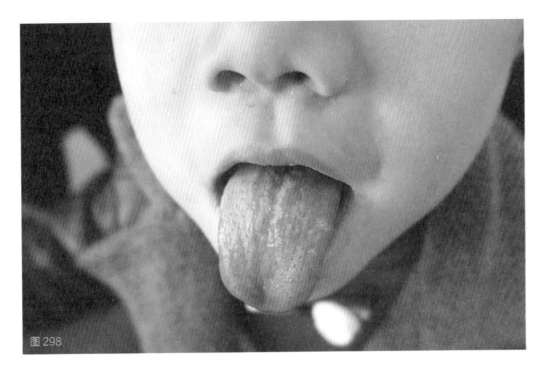

图298　男，5岁4个月。舌红，苔白，轻剥苔。现症：鼻鼾，齿黑。

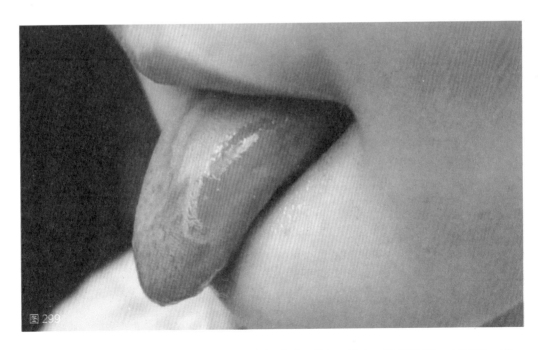

图299　男，4岁。舌红，左侧剥苔，中部苔白而厚。现症：鼻塞浊涕，夜咳重，夜眠欠安，汗多，心肺常。诊断：咳嗽夹食滞。

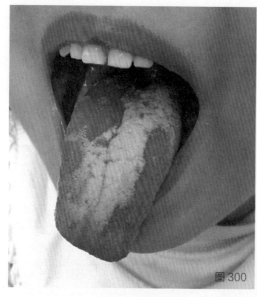

图300

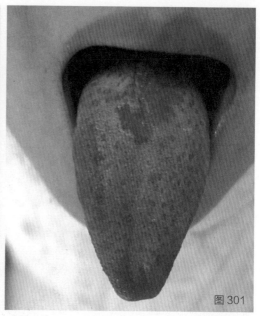

图301

图300 女,4岁半。舌红,苔微黄厚腻,剥苔。咳嗽3日,低热,夜咳著,二便可,鼻塞,咽不适,大便多,遗尿。

图301 男,6岁。舌红,苔厚,剥苔。现症:纳少,腹不适,生长缓慢,面色萎黄,大便稍干,嗜甲。

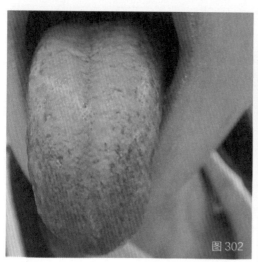

图302

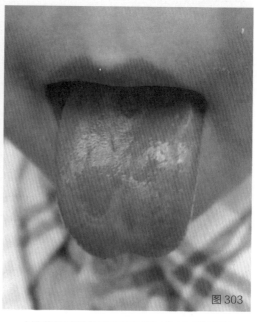

图303

图302 男,6岁半。舌红,苔微黄厚腻。现症:中高热1日,咽红,喉核左侧Ⅲ度肿大,充血,无脓点,呕吐,面色萎黄,大便稀。诊断:乳蛾。

图303 患儿舌红,浅剥苔。

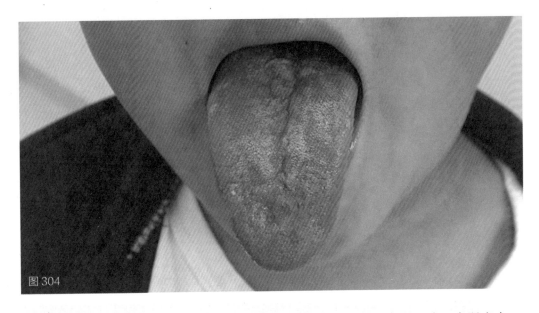

图304 男，6岁。舌红，舌面裂纹，剥苔。反复咳嗽多年，每月1次，有湿疮史。现症：咳嗽，夜甚，鼻塞少涕，夜眠不安，汗多，多动，二便可，心肺常。诊断：久咳（热盛体，高敏体）。

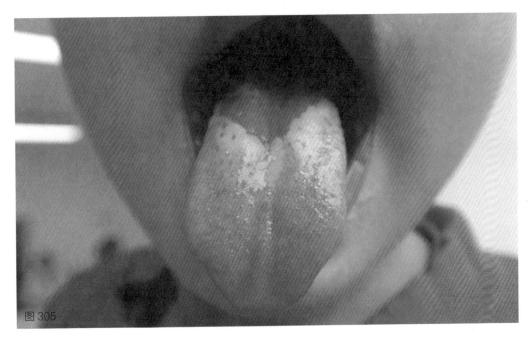

图305 男，3岁2个月。舌红，苔中部微黄而厚，后部剥苔。现症：发热3日，中热，轻咳，白细胞 11.9×10^9/升，张口呼吸，汗多，腹胀，二便可，心肺常。诊断：积滞。

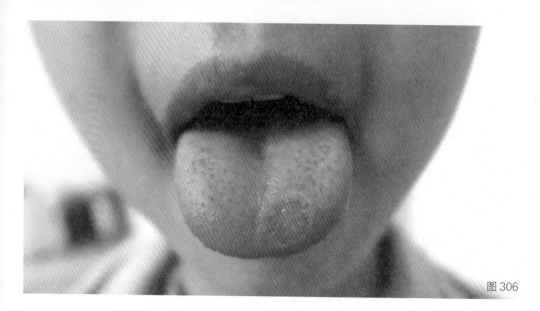

图306 男，6岁。舌红，舌尖部圆形剥苔。反复发热多年，口臭，大便干，咽红，心肺常。诊断：易感冒（积滞体）。

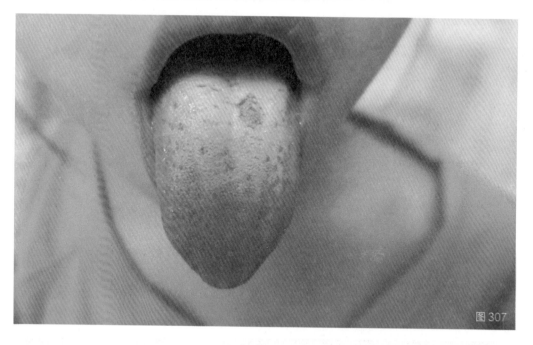

图307 男，5岁10个月。舌红，苔黄厚，斑片剥苔。现症：咽不适，面色萎黄，大便干，口臭，喉痰，咽红，心肺常。诊断：亚健康（积滞体，热盛体），易感冒，易乳蛾。

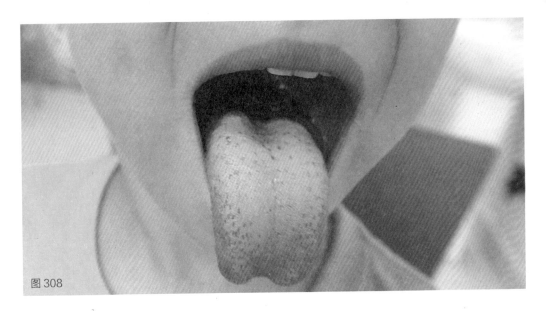

图308

图308　男，5岁2个月。舌红，苔白厚腻。反复咳嗽2个月，易鼻塞，伴大便干，面色萎黄，双肺呼吸音粗，有肺炎史。

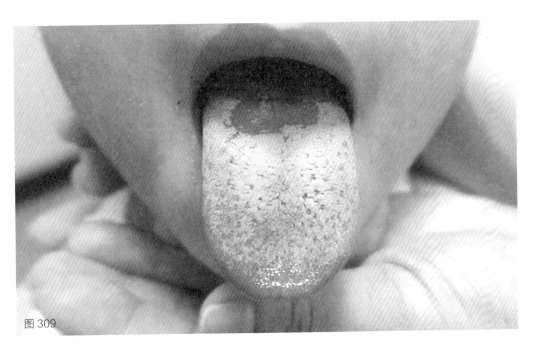

图309

图309　男，6岁6个月。舌红，苔微黄而厚，后部剥苔。腹泻5日，伴呕吐，夜作，腹泻日二至三解，水样，腹痛，量多，尿少，消瘦，面色萎黄，腹胀，心肺常。诊断：泄泻（湿热型）。

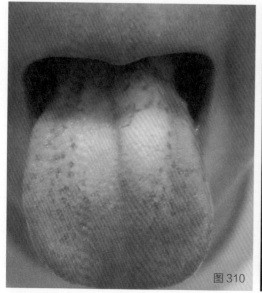

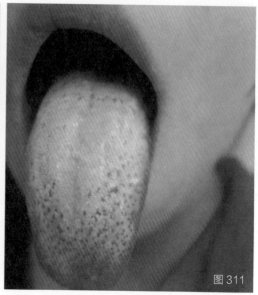

图310　男，5岁8个月。舌红，苔白腻。易感冒，易咳嗽。现症：大便干，日一解，纳呆，口臭，体重19千克，汗多，手心热，心肺常。诊断：亚健康（积滞体，热盛体）。

图311　女，4岁。舌红，苔黄厚腻。现症：发热3日，中高热，头痛，呕吐1次，便少，血常规正常，咽红，腹满而实，心肺常。诊断：积滞。

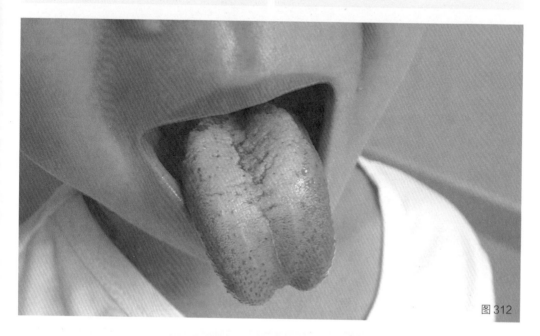

图312　男，5岁。舌红，苔白厚腻、中后部裂纹。

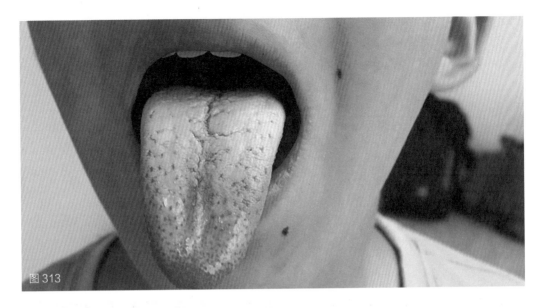

图313

图313　男，9岁。舌红，苔微黄而厚、后中部裂纹。反复乳蛾4年。现症：鼻塞，鼻鼾，汗多，消瘦，心肺常。诊断：易乳蛾。

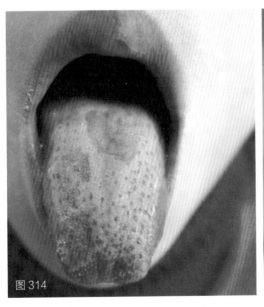

图314

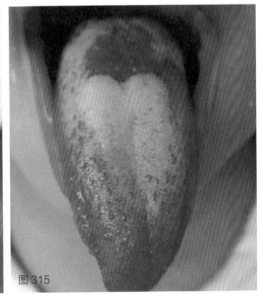

图315

图314　女，3岁。舌红，剥苔，苔微黄而厚。反复咳嗽3年，每月1次，伴面色萎黄，阵咳，二便可，唇干，喷嚏多，汗多，口臭，脉数。诊断：久咳。

图315　女，3岁9个月。舌红，苔微黄而厚腻、后部剥苔。现症：发热10余小时，大便干，3日未解，轻咳，腹胀，心肺常。诊断：食热证。

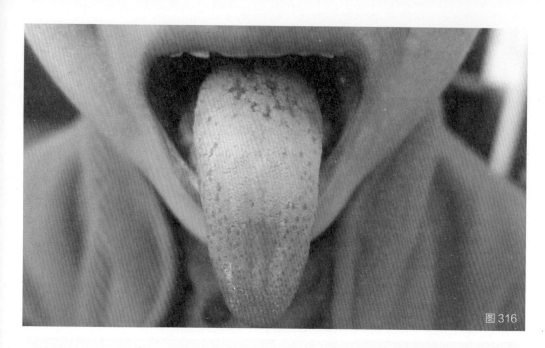

图316　男，6岁10个月。舌红，苔中后部白厚，点状剥苔。现症：反复感冒多年，纳少，面色萎黄，汗多，口臭，每次感冒以发热或咳嗽为主，二便可。诊断：易感冒，亚健康。

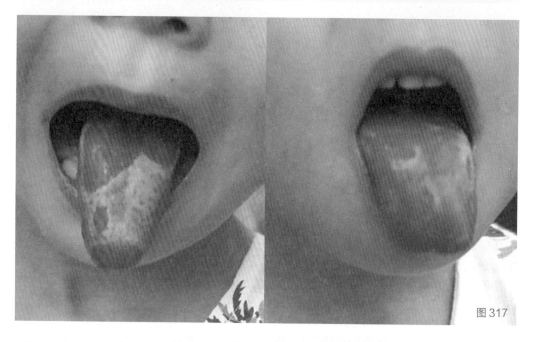

图317　女，4岁，双胞胎。两人均见舌红，苔白，剥苔。双胞胎患儿往往一病俱病，症状相似，同性双胞胎更明显。其发病或一先一后，或同时发病。治疗上同治同防。

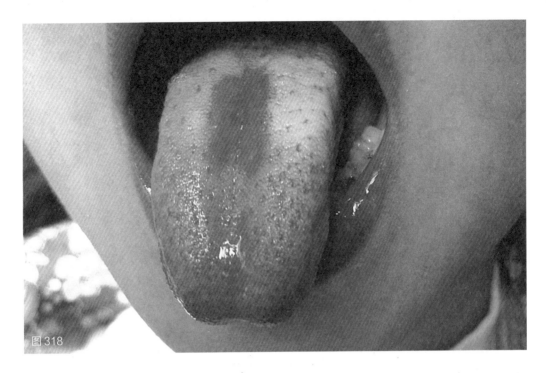

图318 患儿舌红，苔白厚，中部剥苔。

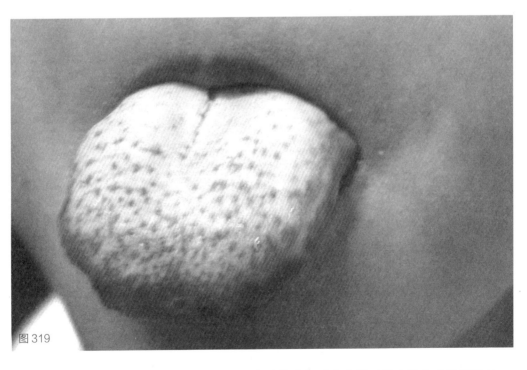

图319 患儿舌红，满舌苔白厚腻。出现此类舌苔多提示患儿处于欲病状态或已病状态。

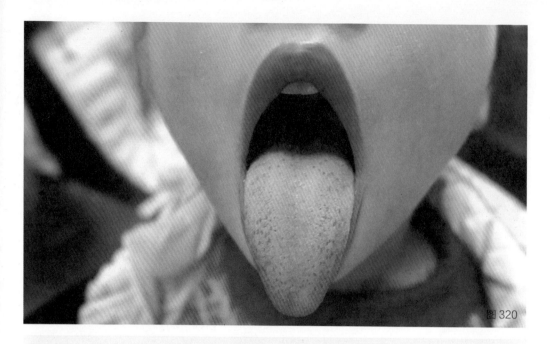

图320　女，5岁。舌红，满舌苔白厚腻。易感冒、咳嗽，有大叶性肺炎史，多次发作，伴大便干，口臭，磨牙。

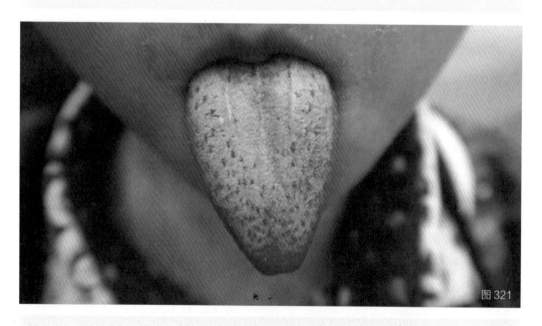

图321　男，5岁。舌红，苔白厚腻，舌苔后部可见齿刮痕迹，苔腻易见齿痕。现症：发热5日，中高热，腹满而实，轻痰咳，咽红，喉核Ⅰ～Ⅱ度肿大，可见脓点，二便可。诊断：烂乳蛾（胃热积滞）。

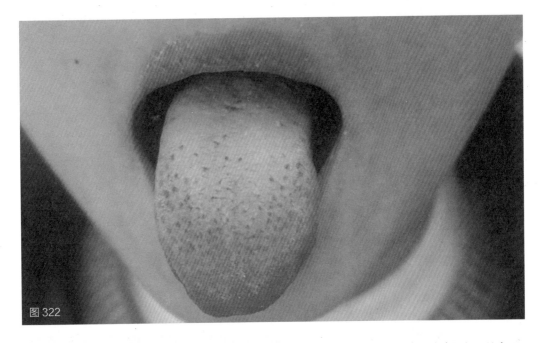

图322　男，6岁10个月。舌红，苔白厚腻。反复发热多年，每月1次，大便干。现症：咳嗽，喉痰，低热乏力，少涕，腹胀，齿黑，心肺常。诊断：易感冒（积滞体）。

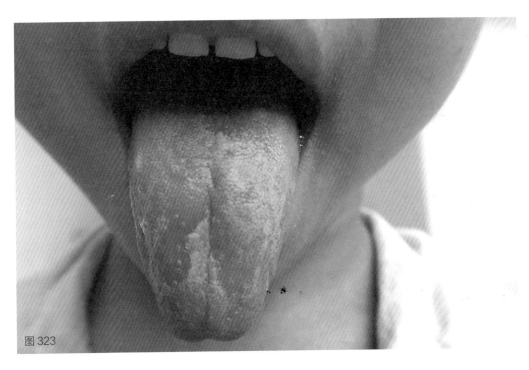

图323　男，5岁。舌红，剥苔，苔少。身高增长缓慢，手心及面部萎黄。诊断：亚健康。

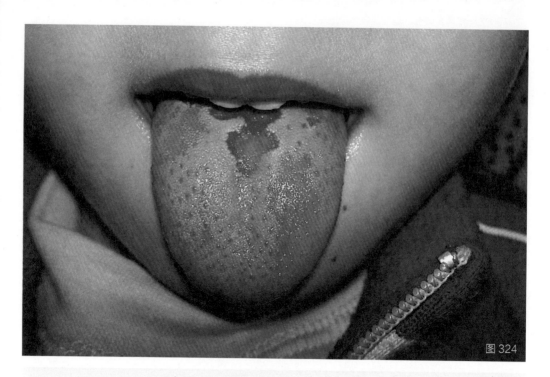

图324 患儿舌红，苔稍厚，中后部剥苔。

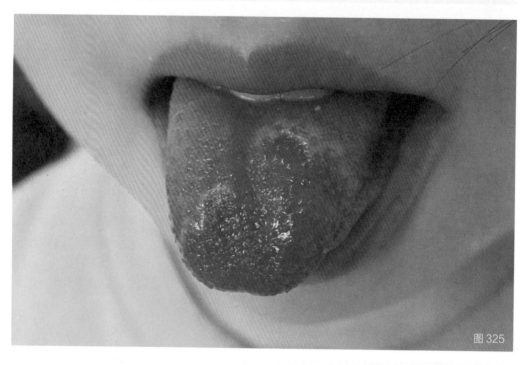

图325 患儿舌嫩红，剥苔。

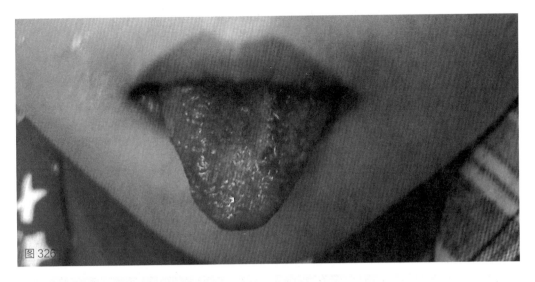

图326 女，2岁半。舌嫩红，剥苔。现症：咳嗽1周，发热2日，中低热，咽不适，痰咳，大便少，4日未解，腹胀，心肺常。

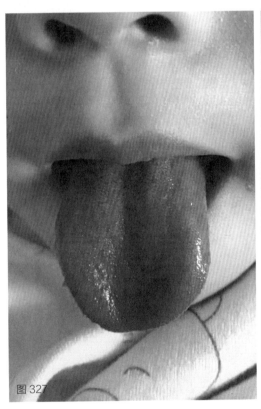

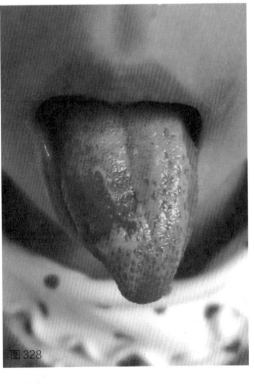

图327 患儿舌暗红，苔少，津多。

图328 女，4岁。舌暗红，苔白厚腻，剥苔。现症：纳呆，偶痰咳，鼻涕。

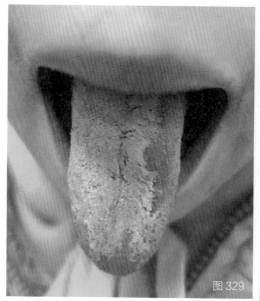

图329 女，11岁。舌干红，剥苔，苔白厚。现症：生长缓慢，面色萎黄，纳少，易感冒，大便干，口涎，口臭，脉弱。诊断：亚健康（脾虚食滞）。

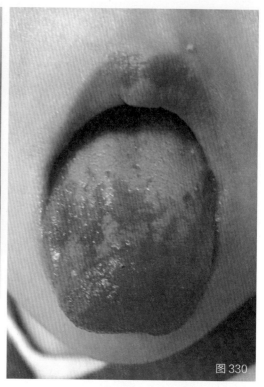

图330 患儿浅剥苔，苔白稍厚。

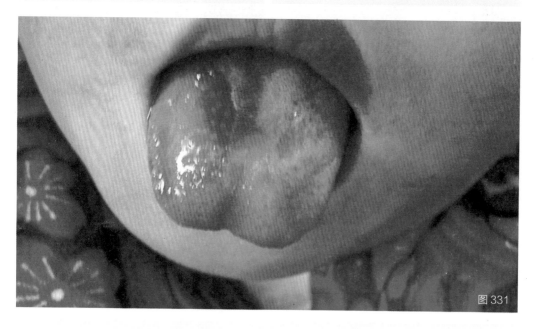

图331 女，3岁。剥苔，苔薄白。

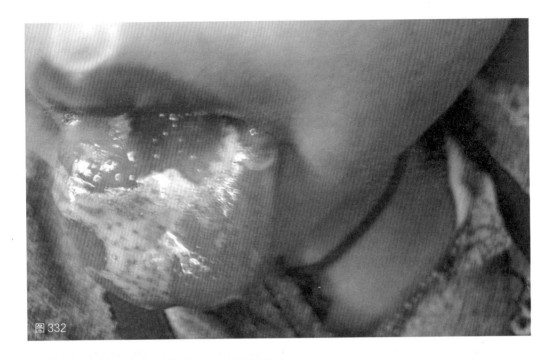

图332 患儿地图舌，苔白而腻，津液较多。

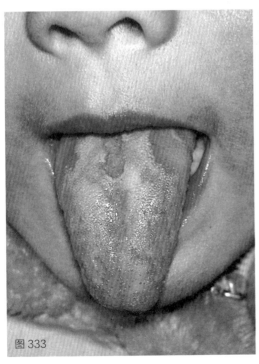

图333 女，5岁。地图舌。

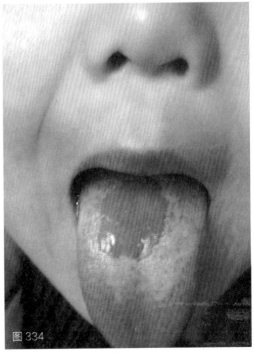

图334 患儿地图舌，中后部剥苔。

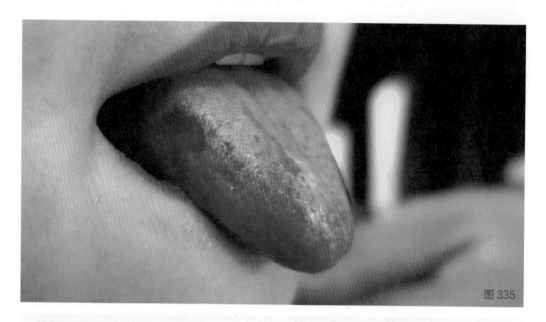

图335 患儿地图舌，右侧剥苔。

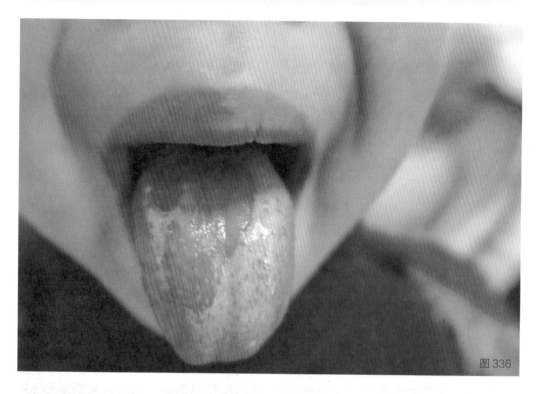

图336 患儿地图舌，舌淡红，剥苔，伴多梦，爪甲不荣，二便可。诊断：亚健康（热盛体，积滞体）。

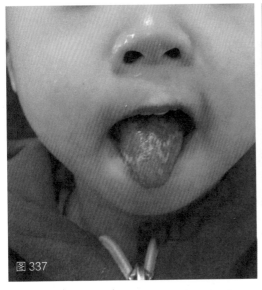

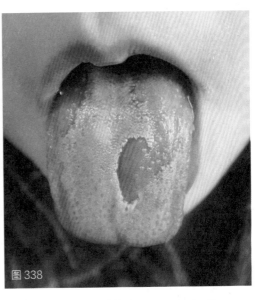

图337 男,3岁。地图舌,舌红。现症:汗多,夜啼,眼屎多,二便可,纳少,腹不适。诊断:亚健康(热盛体)。

图338 女,3岁。地图舌,舌淡,苔白腻。现症:轻咳,眼袋重。诊断:咳嗽(肺脾不和,高敏体)。

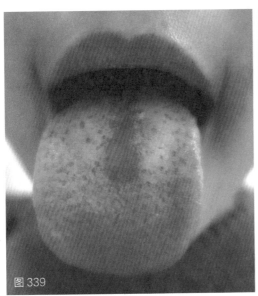

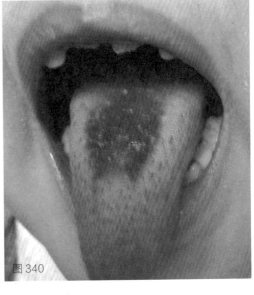

图339 男,6岁。地图舌,舌淡红,中部剥苔。现症:纳呆,口臭,二便可,唇红,急躁。积滞体,热盛体。

图340 患儿黑苔,多为胃火盛久,胃阴已伤,伴舌红。此乃胃阴虽伤,火邪未祛。

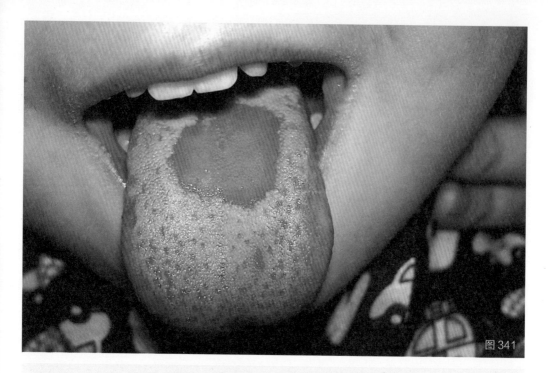

图341 患儿舌中部大片剥苔，舌淡红。

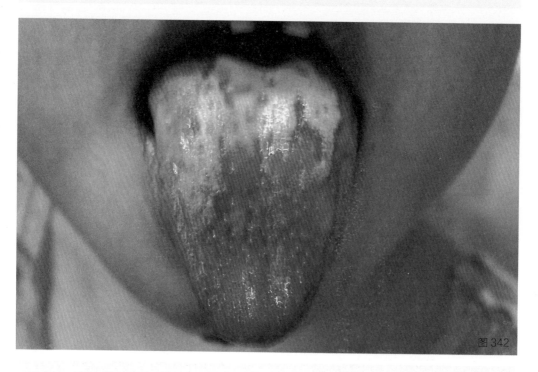

图342 患儿苔白腻，剥苔。

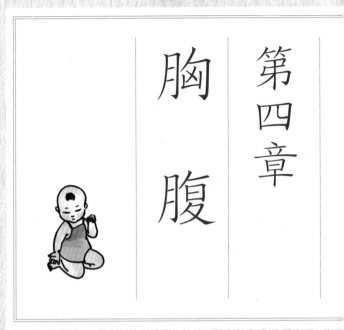

第四章

胸 腹

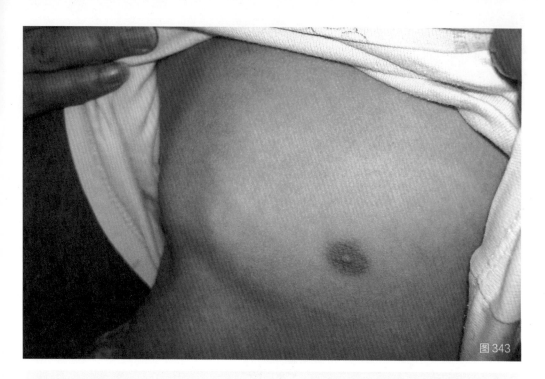

图343　患儿鸡胸，伴皮肤粗糙。多见于疳证。属现代医学的营养不良、佝偻病范畴。

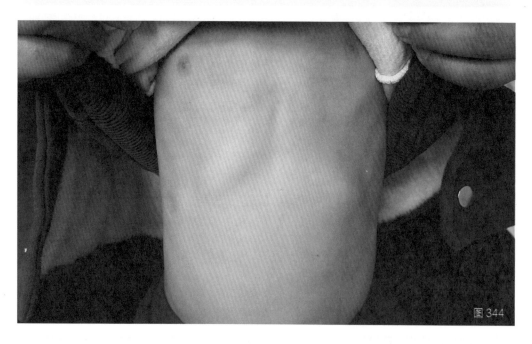

图344　男，3岁7个月。鸡胸、肋外翻。消瘦，面色萎黄，大便干，易咳嗽。现症：轻咳，鼻塞，口臭，磨牙，急躁，易哭闹，舌淡，苔白，心肺常。诊断：久咳，亚健康。

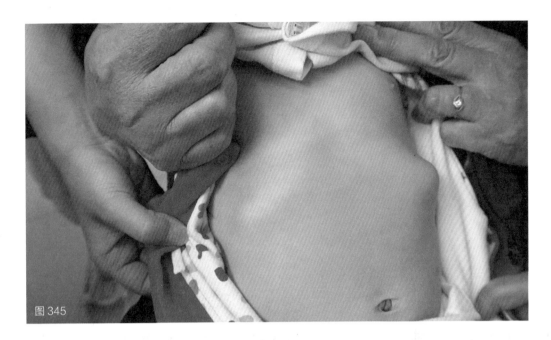

图345　男，1岁。肋外翻。现症：便秘数月，伴口涎，夜啼，消瘦，嗜衣，急躁，腹胀，舌红，苔白，前囟门2厘米×2厘米。

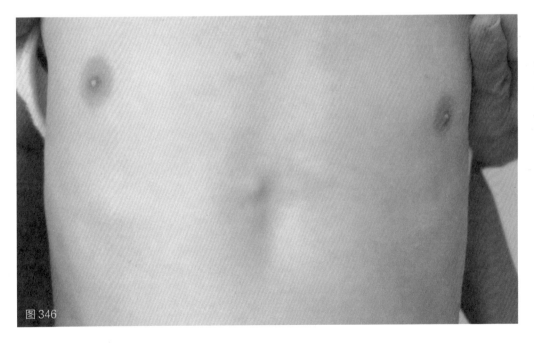

图346　男，3岁10个月。漏斗胸。有久泻病史。现症：轻咳，纳少，消瘦，面色萎黄，二便可，舌红，苔白腻，心肺常。诊断：营养不良，佝偻病。

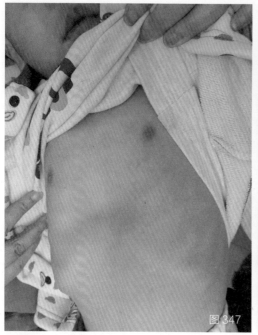

图347　患儿漏斗胸。

图348　患儿漏斗胸。

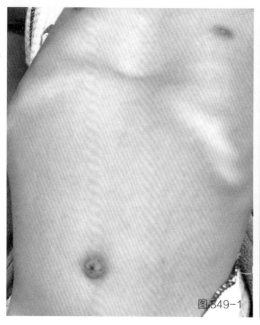

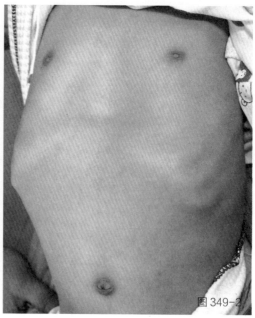

图349-1　患儿漏斗胸，肋外翻。多见于佝偻病、疳证。

图349-2　与图349-1为同一患儿。漏斗胸，肋外翻。

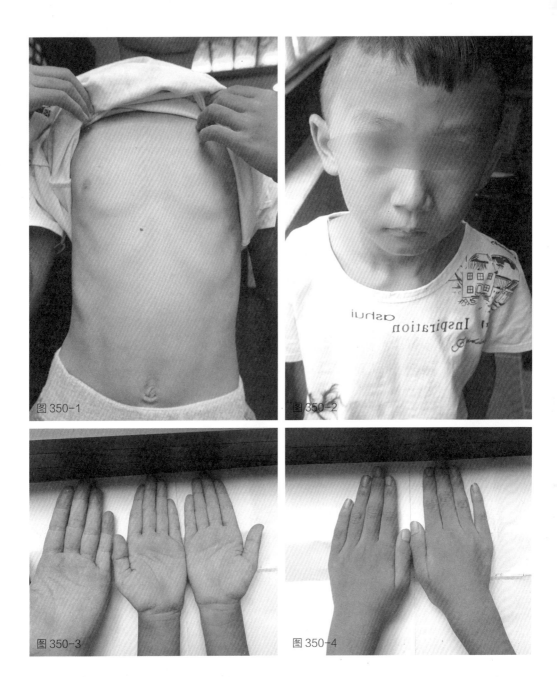

图 350-1　男，8岁。疳证。消瘦明显，前胸肋骨暴露，腹部皮下脂肪较少。现症：纳少，面色萎黄，手心萎黄，急躁易怒，手心热，发枯，腹不适，二便可，舌红，苔白腻。

图 350-2　与图 350-1 为同一患儿。面色萎黄。

图 350-3　与图 350-1 为同一患儿。双手心萎黄，旁边为医生左手。

图 350-4　与图 350-1 为同一患儿。双手背萎黄。

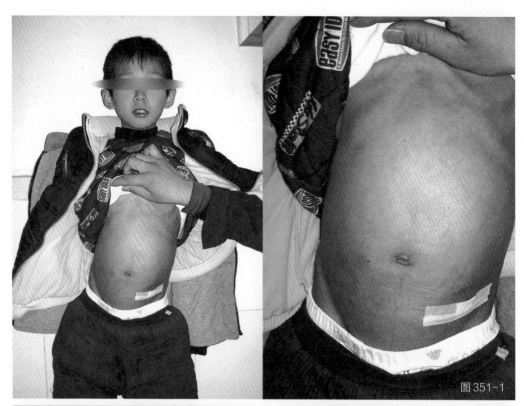

图 351-1

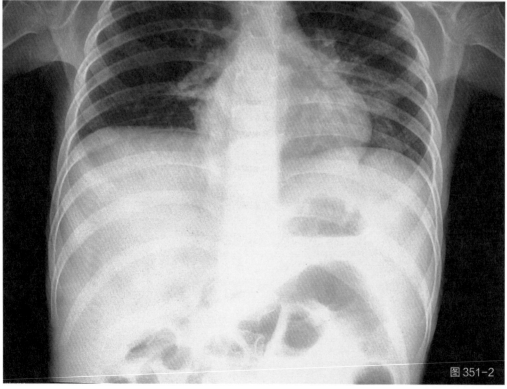

图 351-2

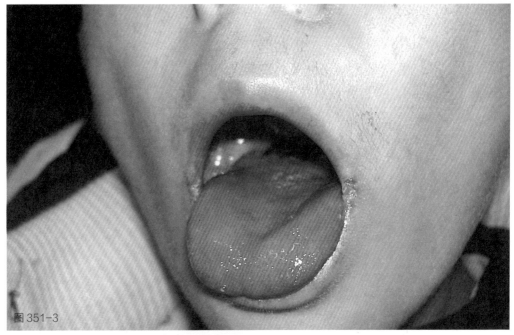

图351-3

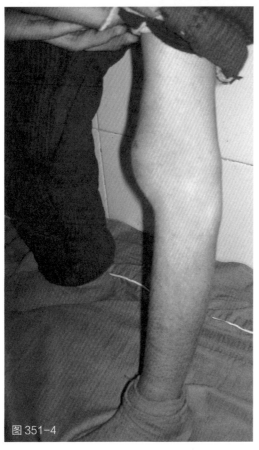

图351-4

图351-1 男，8岁。干疳。反复发热，消瘦，贫血2个月。现症：纳少，面色萎黄明显，大便日二解，极度消瘦，舌红，苔少，腹满而实，腹水，心肺常。原因不明腹水多次抽取，属中医大病、久病之后的羸瘦现象。亦可归为干疳。皮肤干燥，创可贴处为腹水抽取处。

图351-2 与图351-1为同一患儿。腹部X线片示腹腔大量液体。

图351-3 与图351-1为同一患儿。因长时间治疗，药毒所伤，舌质嫩红，苔少，燕口疮。

图351-4 与图351-1为同一患儿。下肢肌肉消脱，突显膝关节骨感。

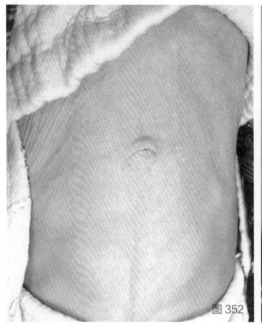

图352　患儿重度营养不良，皮下脂肪完全消失，青筋暴露。

图353　男，2岁。乳房过早发育，大部分患儿为一过性，可自行消失。

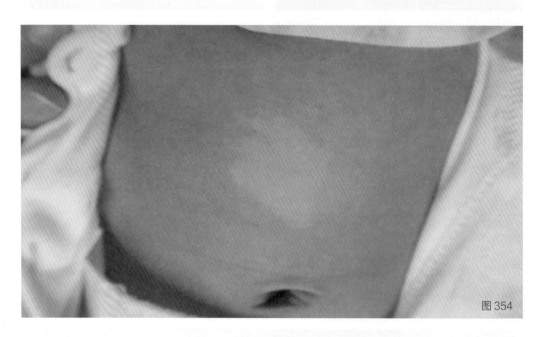

图354　女，4个月。脐上白斑。现症：咳嗽4天，轻痰咳，湿疮，舌淡，苔白，大便黏腻，心肺常。

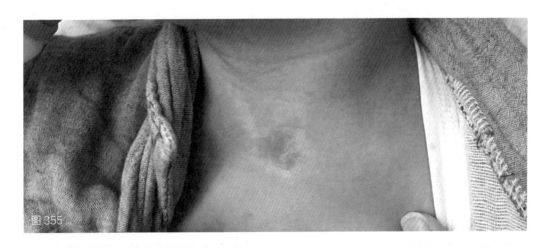

图355

图355 男，11岁。前胸上部烧伤瘢痕增生。瘢痕增生，多责之于免疫功能的异常，中医调脾和胃有利于瘢痕增生组织的缩小。现症：反复咳嗽2个月，大便日二至三解，完谷不化，发细，汗多。

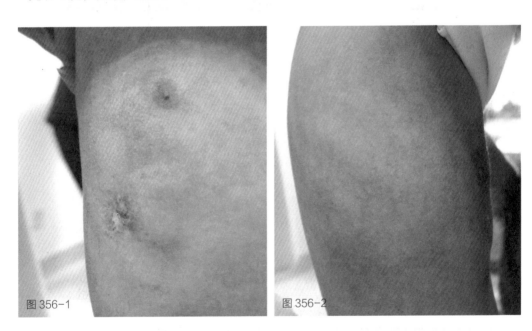

图356-1

图356-2

图356-1 女，7岁。躯干部长期现褐色色素沉着。多见于反复呼吸道感染患儿，属中医肺脾气虚的范围。前胸部创伤瘢痕为手术所留，此患儿大叶性肺炎出院后1周，因咳嗽加重，再次以肺炎入院。现症：大便干，左侧面颊部褐色斑，消瘦，面色萎黄，中热，汗多，舌红，苔白厚腻，双肺呼吸音粗。

图356-2 与图356-1为同一患儿。胸部右侧色素沉着明显。

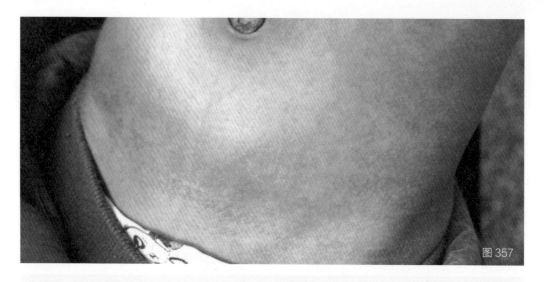

图 357

图357　患儿胸腹部皮肤色素沉着不均，角质层脱落后皮肤显示正常肤色。此多为肺脾气虚，皮肤失去荣泽，非污垢所沉积。治宜调脾和胃。

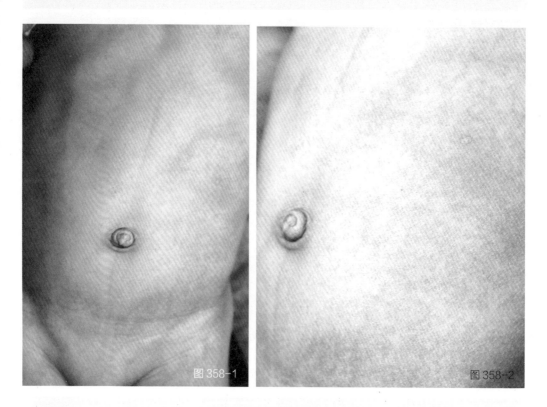

图 358-1　　　　　　　　　　　　　　　　　　　图 358-2

图358-1　女，5岁1个月。胸腹部皮肤色素沉着不均，舌红，苔白厚腻。

图358-2　与图358-1为同一患儿。躯干皮肤色素沉着明显。

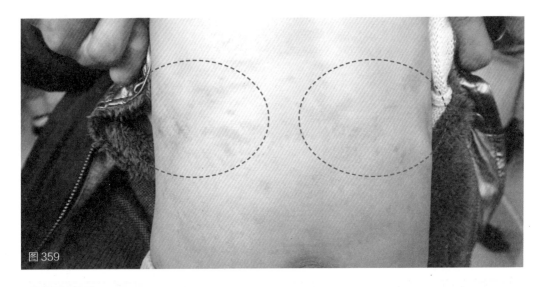

图359 患儿胸部色素沉着。全身皮肤瘙痒明显,因抓痕后色素沉着,经久不消。现症:
发热5日,中热,咽红,鼻涕多,偶咳,口臭,大便稀,腹不适,舌红,苔白厚腻。

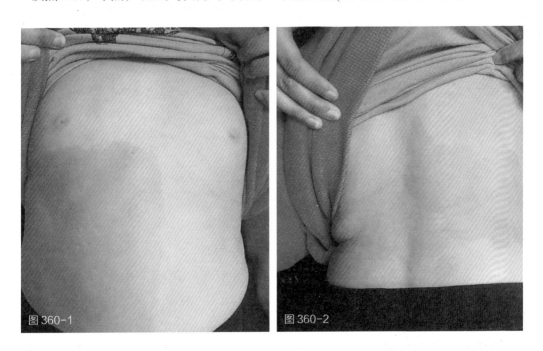

图360-1 男,4岁。自出生后即现腹背部色素沉着不均,原因不明。现症:嗜甲1
月余,鼻痒,皮肤痒,汗多,鼻衄,大便量少,日一至二解,咽红,喉核Ⅱ~Ⅲ度肿大,
爪甲白斑,倦怠乏力。属脾胃虚弱。

图360-2 与图360-1为同一患儿。背部。

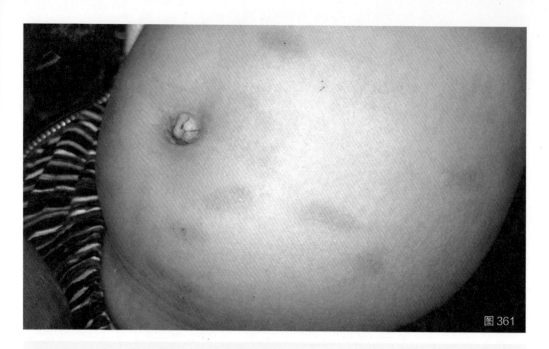

图361 患儿腹部荨麻疹后色素沉着斑，腹大，腹胀。多责之于食积。

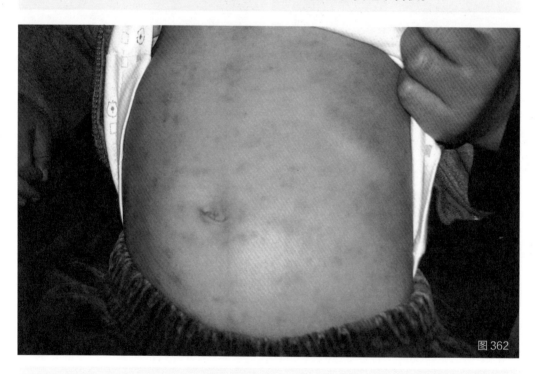

图362 男，4岁。腹部荨麻疹后色素沉着斑。现症：晨咳，痰鸣，动则甚，二便可，舌淡，苔白，心肺常。

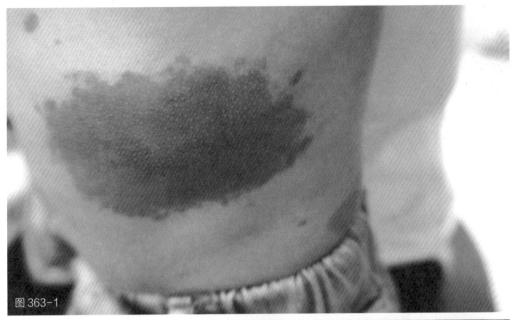

图 363-1

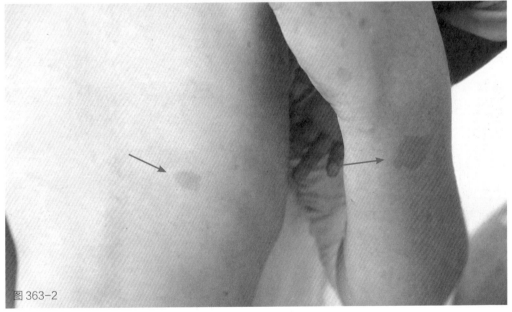

图 363-2

图363-1 男，2岁半。全身咖啡斑，又叫咖啡牛奶色斑。为遗传性皮肤病，可见于神经纤维瘤病、结节性硬化病等。现症：消瘦明显，体重10千克，近日纳少，面色萎黄，汗多，1岁半之前频发泄泻，之后稍饮食不慎即泄泻，全身散在褐色斑。属脾肾两虚。

图363-2 与图363-1为同一患儿。背及上肢咖啡斑。

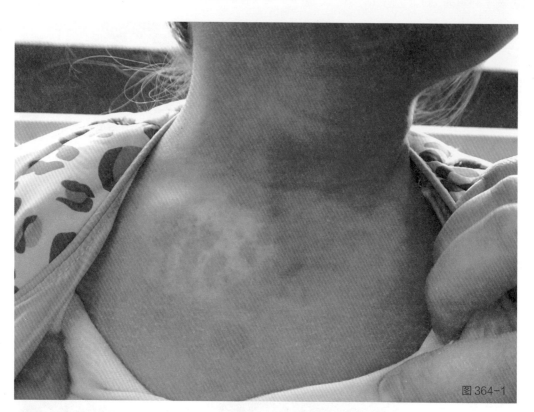

图364-1

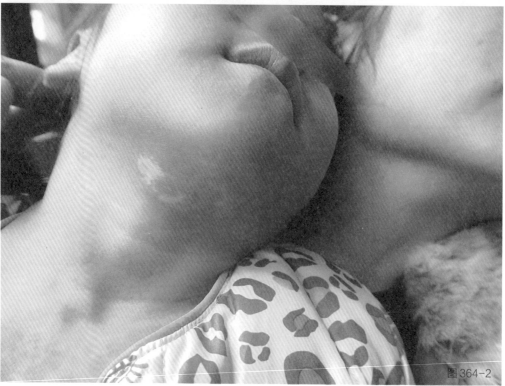

图364-2

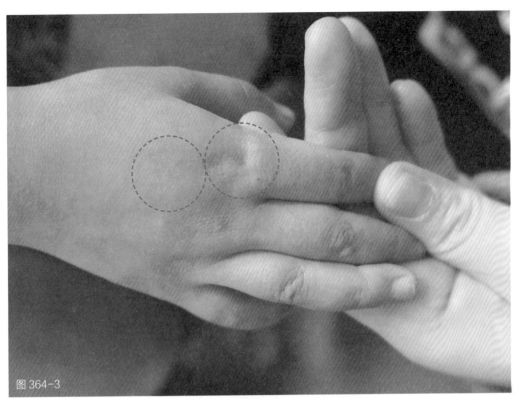

图 364-3

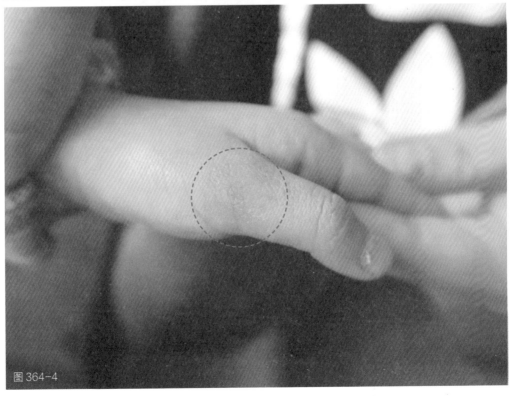

图 364-4

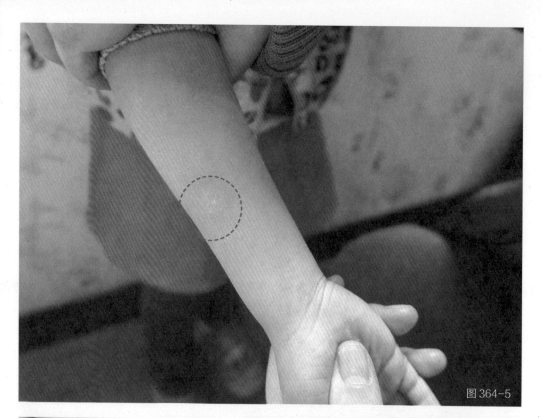

图364-5

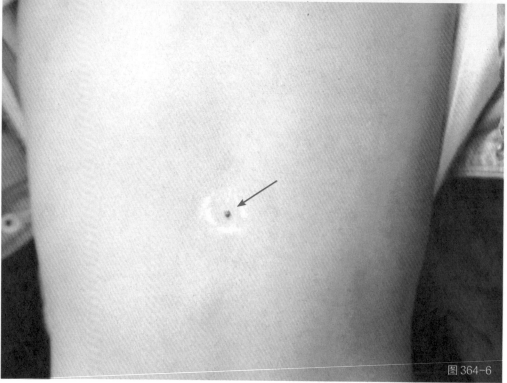

图364-6

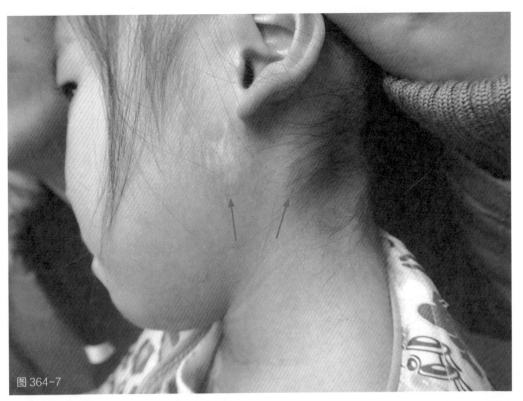

图 364-7

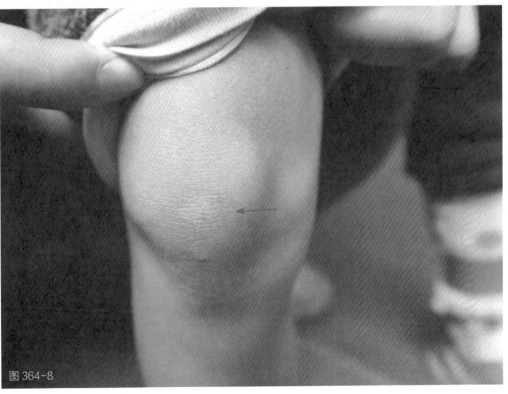

图 364-8

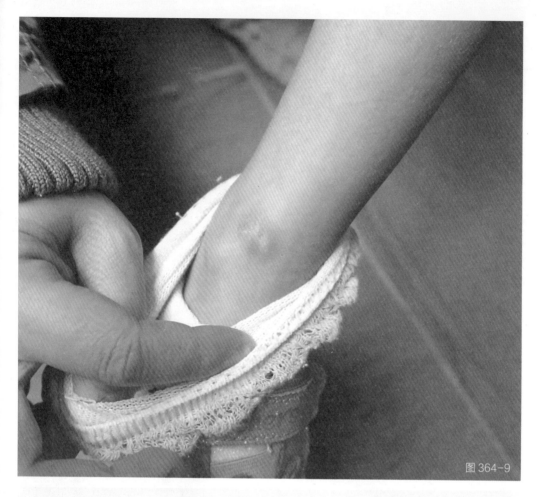

图 364-9

图 364-1　女，5 岁半。前胸上部白癜风表现。现症：纳可，大便稍干，舌红，苔白厚腻。高敏体。

图 364-2　与图 364-1 为同一患儿。颌下白癜风表现。

图 364-3　与图 364-1 为同一患儿。右手背白癜风表现。

图 364-4　与图 364-1 为同一患儿。左手拇指白癜风表现。

图 364-5　与图 364-1 为同一患儿。右侧上肢白癜风表现。

图 364-6　与图 364-1 为同一患儿。背部白癜风表现（晕痣）。

图 364-7　与图 364-1 为同一患儿。左侧耳下、耳后白癜风表现。

图 364-8　与图 364-1 为同一患儿。右下肢膝部白癜风表现。

图 364-9　与图 364-1 为同一患儿。下肢踝关节上部白癜风表现。

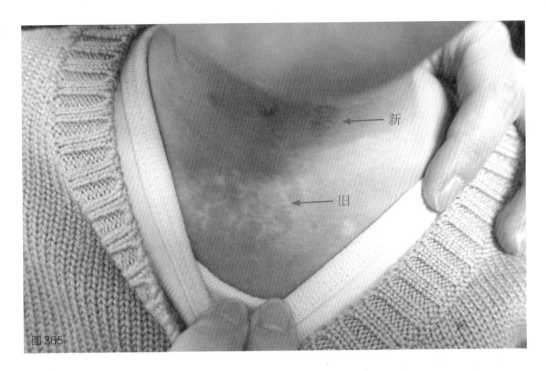

新

旧

图 365　患儿前胸上部白癜风新、旧皮疹表现。

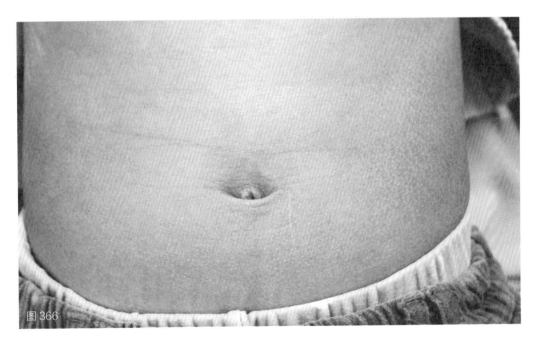

图 366　患儿腹部皮肤粗糙，色素沉着明显。多责之于脾胃虚弱，肺脾两虚，积滞
日久。

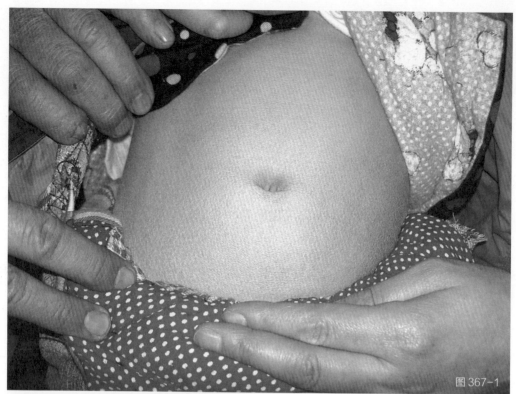

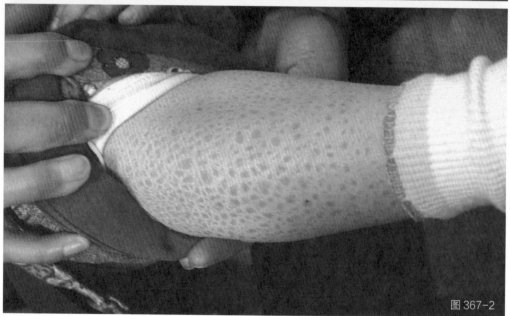

图 367-1　患儿腹部皮肤粗糙，多见于反复呼吸道感染或疳证。

图 367-2　与图 367-1 为同一患儿。下肢皮肤粗糙如鱼鳞状（非鱼鳞病）。

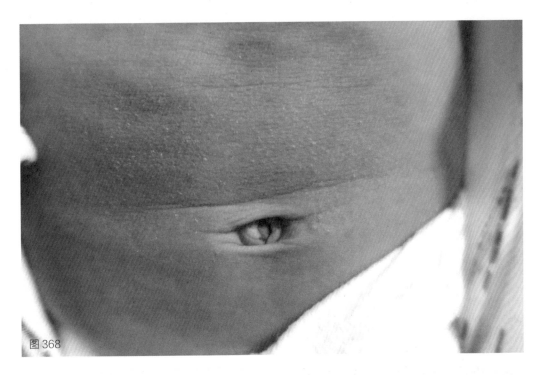

图368

图368 男，7个月。腹部皮肤粗糙。现症：咳嗽3日，伴鼻涕，痰咳，易惊，腹部及双下肢皮肤粗糙，舌淡，苔白。

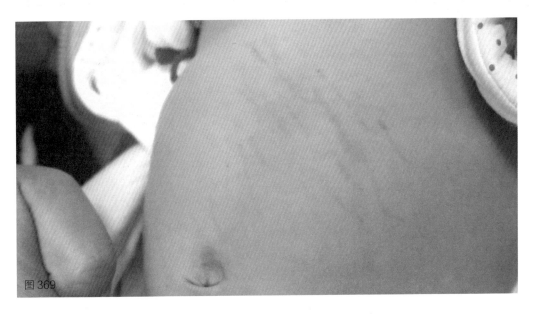

图369

图369 1岁5个月。腹部因瘙痒而现抓痕。现症：面色萎黄，纳少，大便干，夜眠欠安，轻湿疮，腹胀，舌红，苔白厚腻。诊断：亚健康（高敏体）。

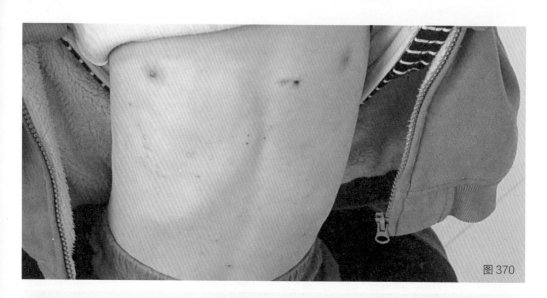

图370　男，5岁。胸腹因瘙痒而现抓痕，伴散在小丘疹。现症：大便2日一解，少许黏液，晨起轻咳，少涕，舌红，苔白腻。

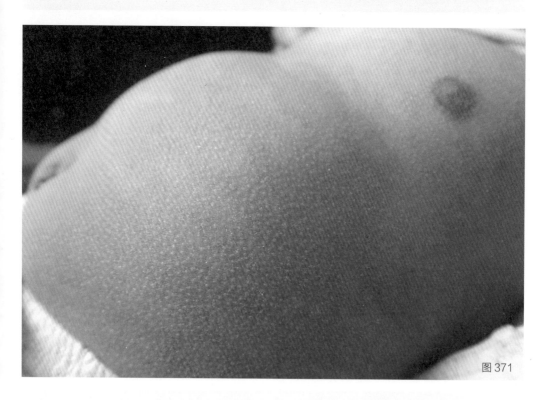

图371　女，1岁。腹部皮肤粟粒样皮疹，与皮肤同色，大小均匀，无瘙痒。反复湿疮多年，体胖，发稀，大便干，鼻塞，口臭，舌红，苔白腻。

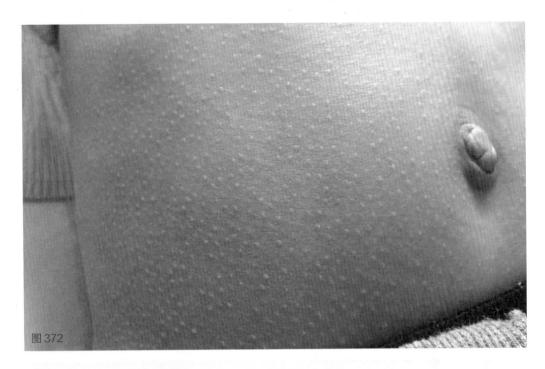

图 372　患儿腹部皮肤粟粒样皮疹，呈鸡皮样，无瘙痒。

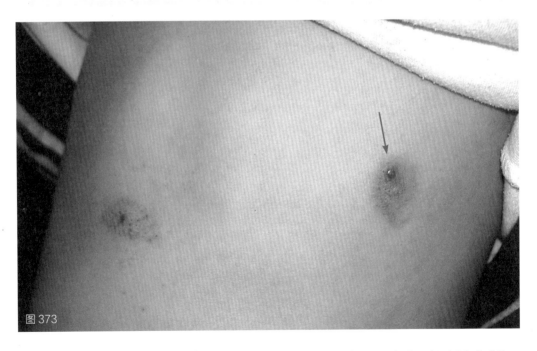

图 373　患儿前胸两侧各见一片状湿疮，瘙痒明显，左侧可见疱疹，疑为抓破感染所致，可做局部点刺处理。

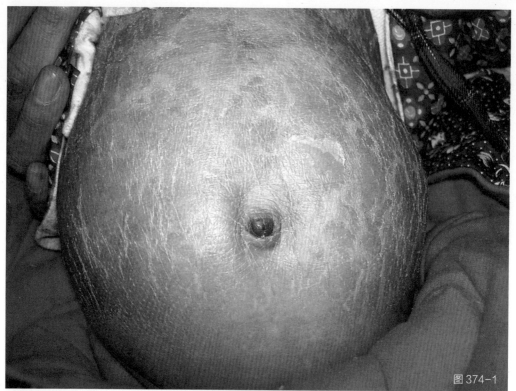

图 374-1

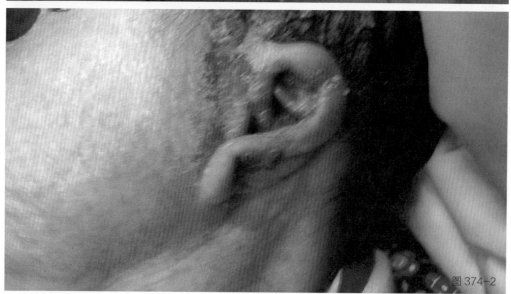

图 374-2

图 374-1　男，2 个月。湿疮 1 月余。现症：发际、躯干、耳部、四肢均可见湿疮，皮肤干燥，伴皮肤脱屑，腹胀，心肺常。花纹系患儿生长后引起的浅表皲裂。

图 374-2　与图 374-1 为同一患儿。面部、耳部皮疹，发际胎脂明显。

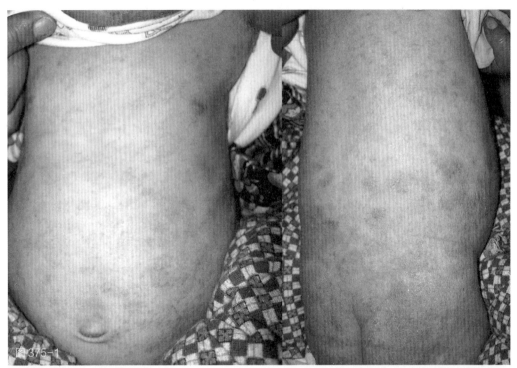

图375-1

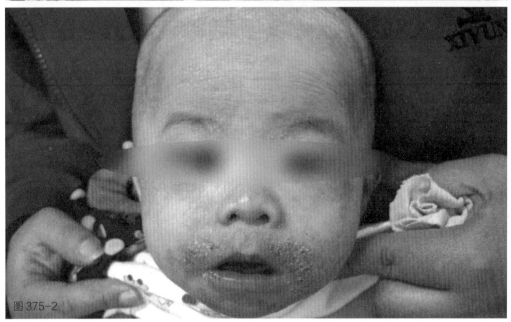

图375-2

图375-1　男，5个月。湿疮4个月。现症：消瘦明显，全身广泛湿疮，二便可，吐奶，偶咳，夜眠差，睡眠少，腹胀，双肺粗糙呼吸音，舌淡，苔白。胸腹和背臀部皮疹。

图375-2　与图375-1为同一患儿。面部湿疮，以眼周、口周明显。

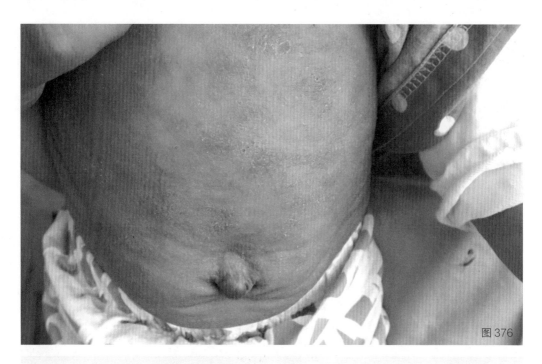

图376　女，1岁。腹部湿疮，轻度脐疝。现症：鼻塞，张口呼吸，全身湿疮明显，双肺痰鸣音，舌红，苔白。

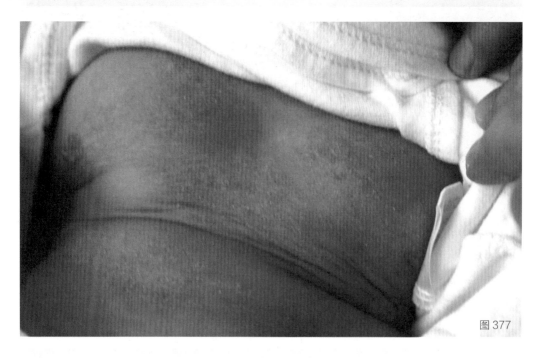

图377　男，5个月。胸部湿疮。

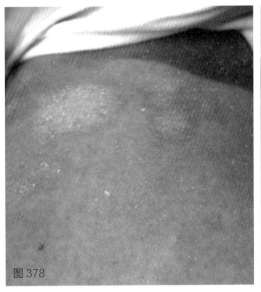

图378

图378 婴儿前胸湿疮。

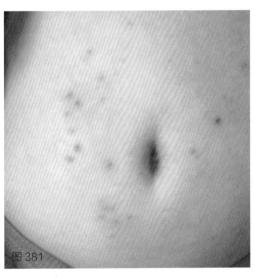

图379

图379 患儿腹部湿疮多发。现咳嗽，喘鸣，伴皮肤潮红，手足心热，眼屎多色黄，黄浊涕。诊断：急性支气管炎，湿疮。属痰热咳嗽，心脾积热。

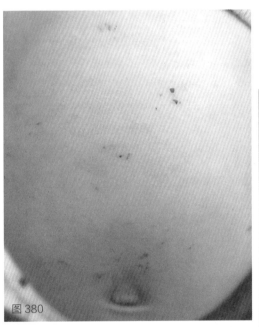

图380

图380 男，3岁。腹部丘疹性荨麻疹，瘙痒明显。反复咳嗽8个月。现症：发黄，发枯，大便干，口臭，夜眠欠安，手足心热，汗多。诊断：久咳，荨麻疹。

图381

图381 丘疹性荨麻疹，皮疹可见于全身任何部位。此患儿为腹部皮疹，瘙痒明显。

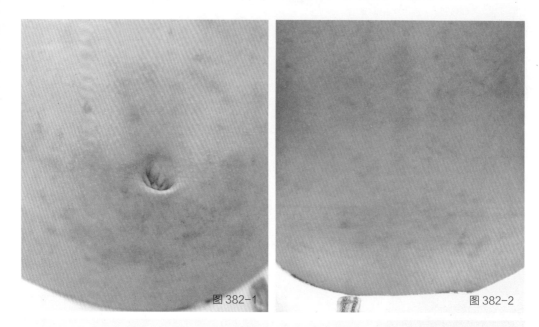

图382-1　男，4岁。反复丘疹性荨麻疹后，腹部色素沉着斑经久不消。现症：易发热，大便日二至三解，口臭，舌红，苔白，喉痰，咽红，心肺常。诊断：亚健康（肺脾不和）。

图382-2　与图382-1为同一患儿。背部。

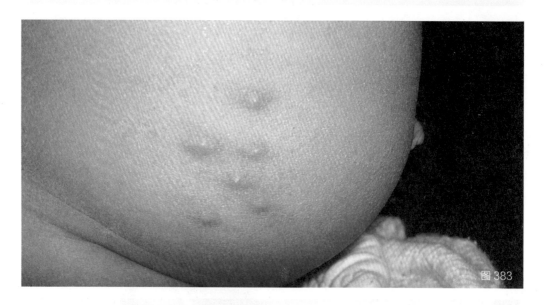

图383　男，8个月。下腹部丘疹性荨麻疹，瘙痒明显，伴皮肤粗糙，大便多，每日二解，舌淡，苔白，双肺痰鸣音。

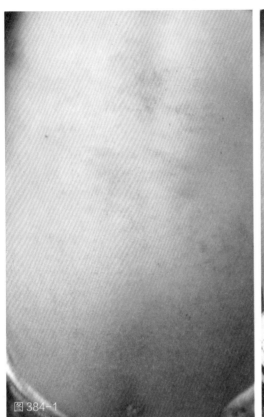

图 384-1

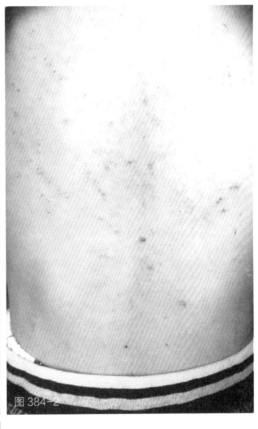

图 384-2

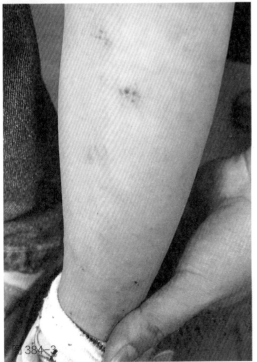

图 384-3

图 384-1　男，4岁。反复荨麻疹4年，腹部皮疹消退后色素沉着明显。

图 384-2　与图 384-1 为同一患儿。新发背部荨麻疹，瘙痒，抓痕明显。

图 384-3　与图 384-1 为同一患儿。下肢皮疹。

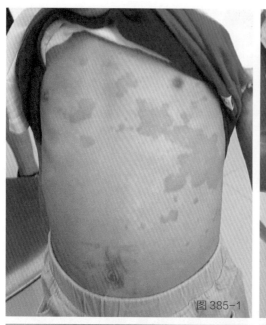

图385-1

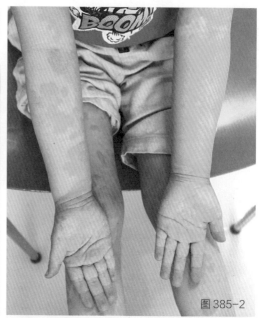

图385-2

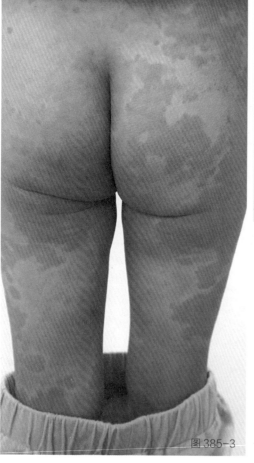

图385-3

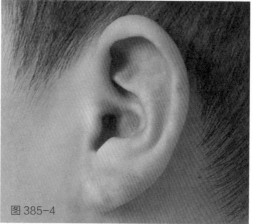

图385-4

图385-1 男，4岁5个月。荨麻疹。全身性荨麻疹3日，皮疹大片融合。

图385-2 与图385-1为同一患儿。四肢均见。

图385-3 与图385-1为同一患儿。臀部荨麻疹。

图385-4 与图385-1为同一患儿。耳郭荨麻疹，伴水肿。

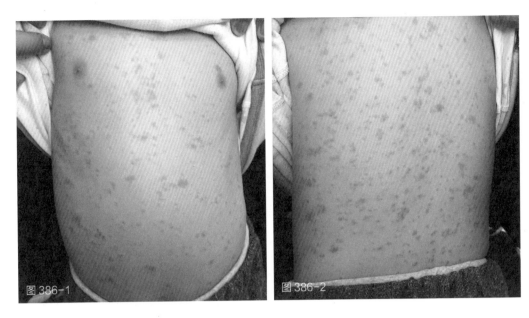

图386-1

图386-2

图386-1　男，3岁半。荨麻疹。前胸及后背散在淡红色皮疹，瘙痒。现症：便秘1年余，大便2～3日一解，纳少，磨牙，舌淡，苔白。

图386-2　与图386-1为同一患儿。后背淡红色皮疹。

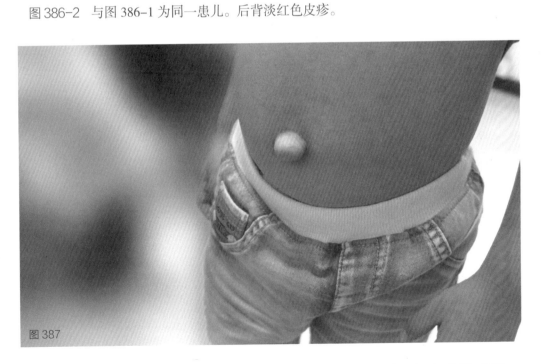

图387

图387　男，3岁7个月。脐疝，反复咳嗽多年，患肺炎2次。现症：轻咳，鼻涕，鼻鼾，口臭，汗多，大便臭秽，2～3日一解，舌红，苔白厚，心肺常。诊断：久咳，脐疝。

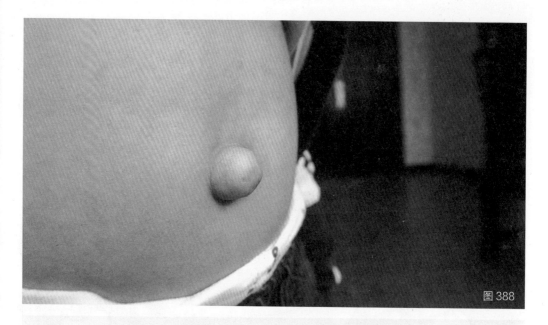

图388　男，4岁。脐疝。现症：面色萎黄，大便干结，鼻齄，多汗，易鼻塞，夜眠欠安，咳嗽，音哑，咽红，腹胀，舌红，苔白厚，心肺常。

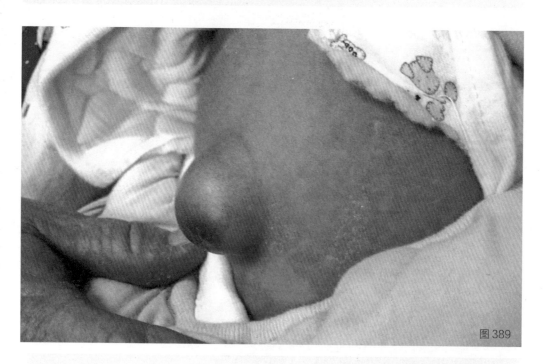

图389　患儿脐疝，多由长时间的咳嗽、腹泻、便秘、哭闹等引起腹压增高所致。去除上述病因后，多数患儿可自愈，无须特殊处理，初期不建议手术。

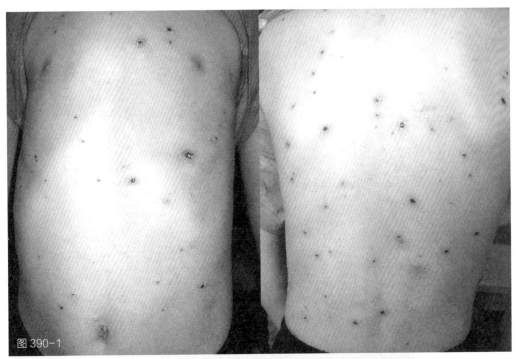

图390-1

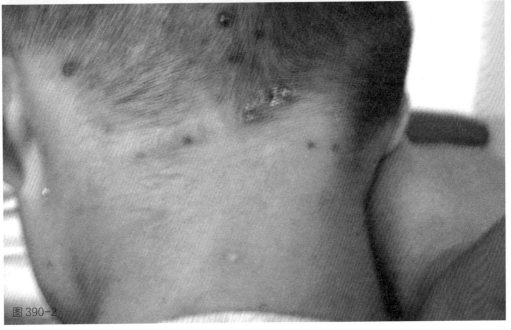

图390-2

图390-1　男，5岁6个月。全身水痘10日。现症：前胸、后背水痘多数结痂，伴汗多，夜眠不安，纳呆，大便干，手足心热，舌淡，苔白，心肺常。

图390-2　与图390-1为同一患儿。颈后与发际痘疹结痂。

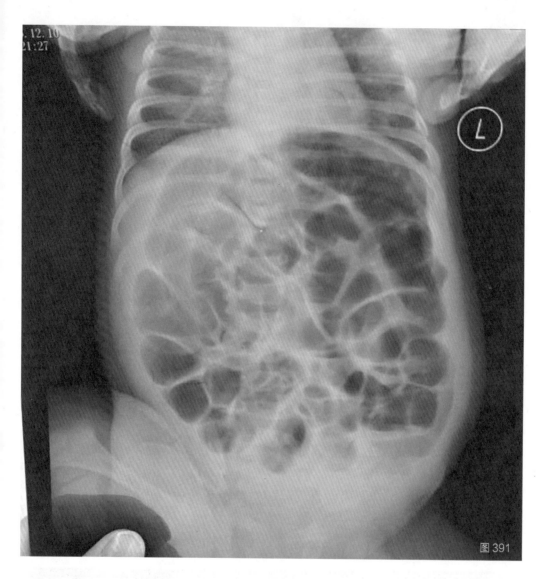

图391 女，3岁1个月。腹部X线片示腹部肠胀气明显，肠管有大量气体、粪团，肠壁变薄，密度增加。

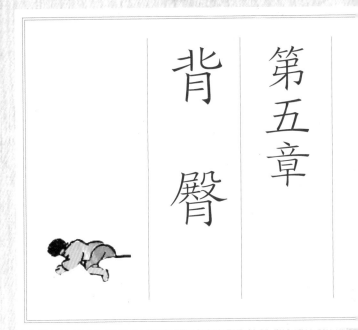

第五章

背 臀

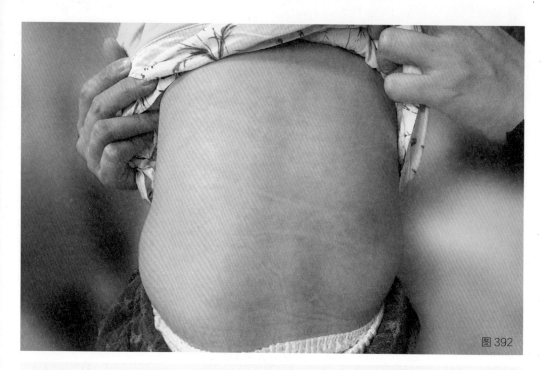

图392　女，1岁2个月。以咳嗽2个月，伴皮肤瘙痒就诊。背部皮肤压痕症，消退延迟，高敏体。多见于过敏体质的患儿，皮肤划痕症往往阳性。

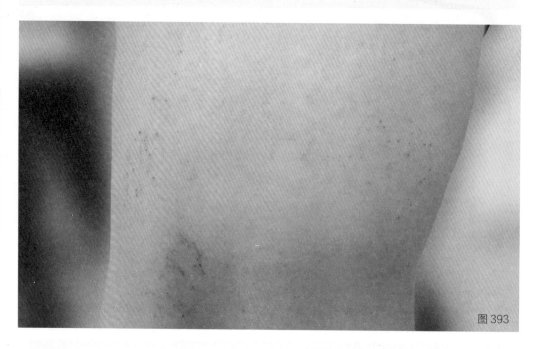

图393　男，2岁3个月。背部皮肤瘙痒，抓痕，伴眼袋增重，腹胀，舌红，苔白腻。

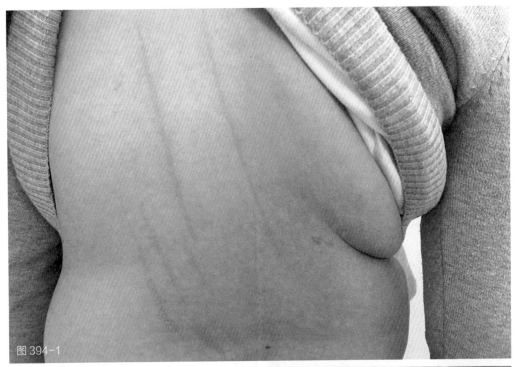

图 394-1

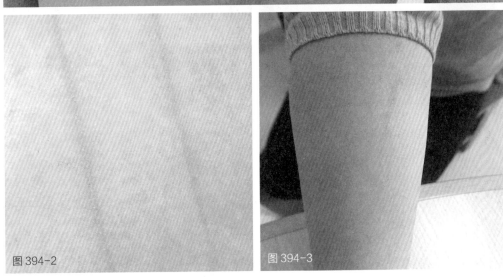

图 394-2

图 394-3

图 394-1 女,10 岁 9 个月。皮肤划痕症。用指甲或棉签轻划患儿皮肤,可见到划痕,消退延迟,高敏体。反复荨麻疹 1 年,伴大便干结,西药抗敏治疗有效。

图 394-2 与图 394-1 为同一患儿。此为局部放大照片。

图 394-3 与图 394-1 为同一患儿。右上肢皮肤因瘙痒,可见抓痕、潮红。

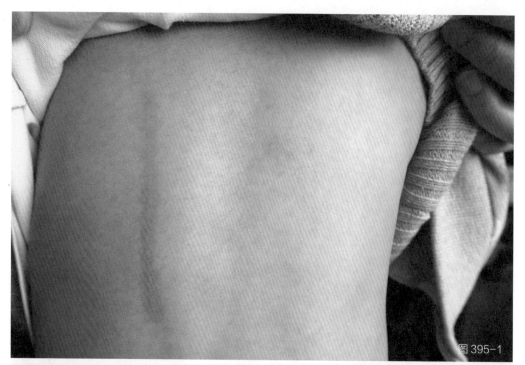

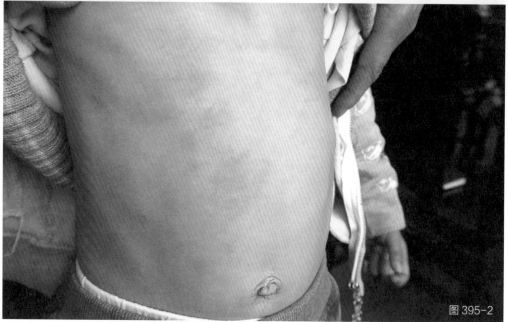

图395-1　男，4岁5个月。皮肤划痕症明显。现症：汗多，口臭，消瘦明显，面色萎黄，二便可，手背粟粒样皮疹，鼻痒，舌红，苔白厚腻，心肺常。高敏体，积滞体。

图395-2　与图395-1为同一患儿。胸腹部淡红色压痕。

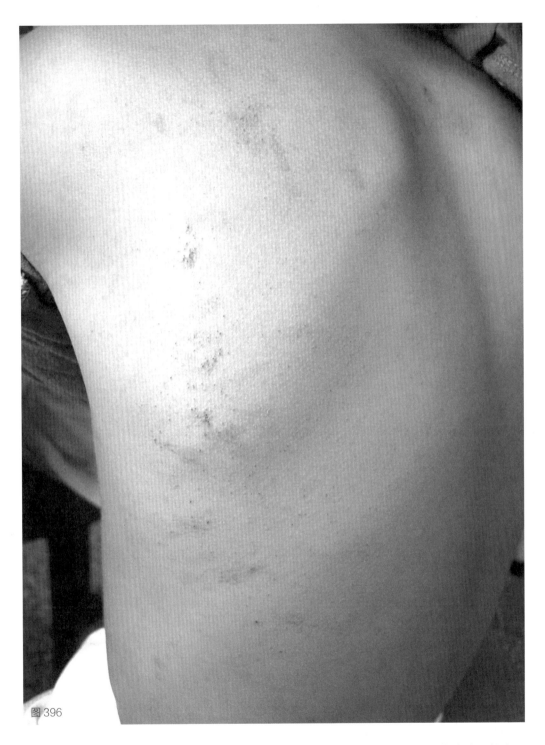

图396

图396　男，7岁。无皮疹性皮肤瘙痒，抓痕明显。反复发热多年，经常输液，伴大便干，汗多，舌红，苔白厚腻。热盛积滞常会引起皮肤瘙痒，可无皮疹。

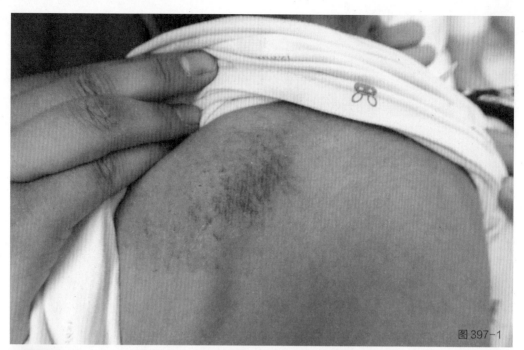

图 397-1

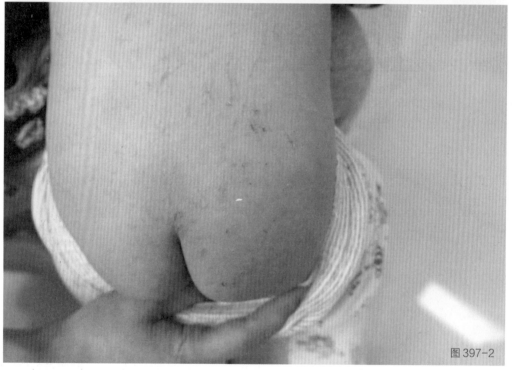

图 397-2

图 397-1　男，2 岁 1 个月。背部因瘙痒抓痕明显。伴面色萎黄，消瘦，腹胀，口涎。

图 397-2　与图 397-1 为同一患儿。臀部因瘙痒抓痕明显。

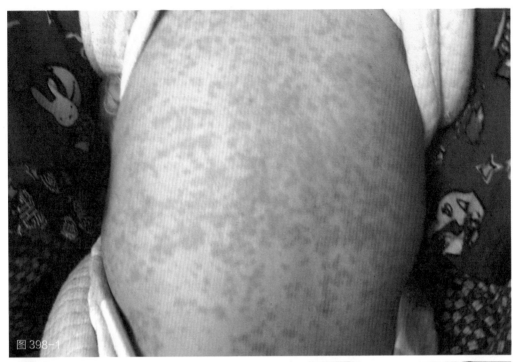

图 398-1

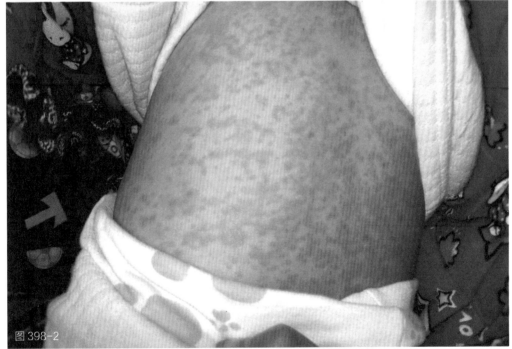

图 398-2

图 398-1　患儿麻疹，背部皮疹明显，大部分融合。

图 398-2　与图 398-1 为同一患儿。麻疹，皮疹融合。

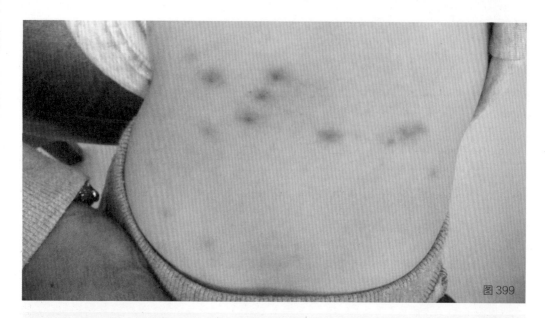

图399　患儿背部丘疹性荨麻疹，内热盛或饮食不节者更易发病。皮疹椭圆形或圆形，高出皮肤，瘙痒明显，多成对分布，应避免误诊为水痘。

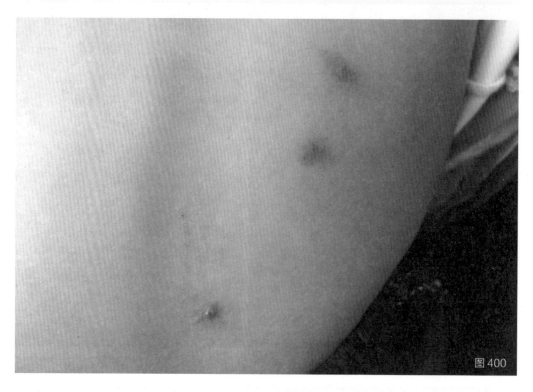

图400　患儿背部丘疹性荨麻疹，个别可呈疱疹样。

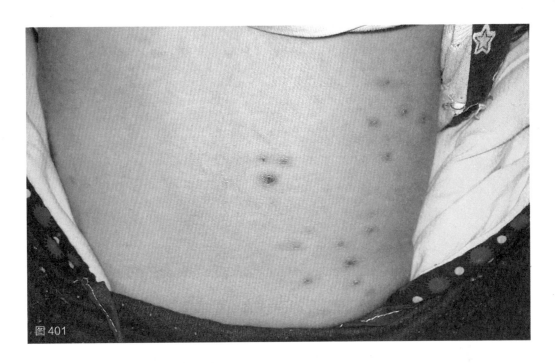

图401　患儿背部丘疹性荨麻疹。

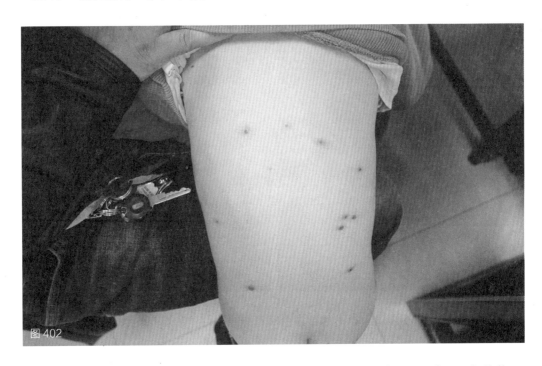

图402　男，3岁半。背部丘疹性荨麻疹，瘙痒明显，患儿易感冒。现症：面色萎黄，夜啼。

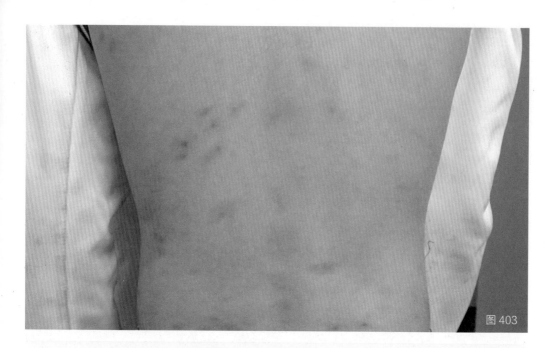

图403　男，10岁。丘疹性荨麻疹，色素沉着明显。伴口臭，黄浊涕，大便干而少，手足不温，睡眠多。属心脾积热。

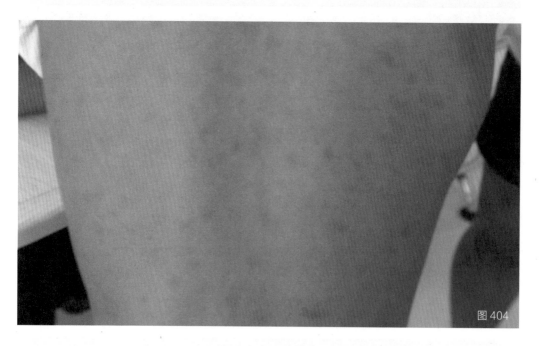

图404　男，5岁。丘疹性荨麻疹，色素沉着斑1年余。伴面色萎黄，长久零食。有血小板减少性紫癜病史。

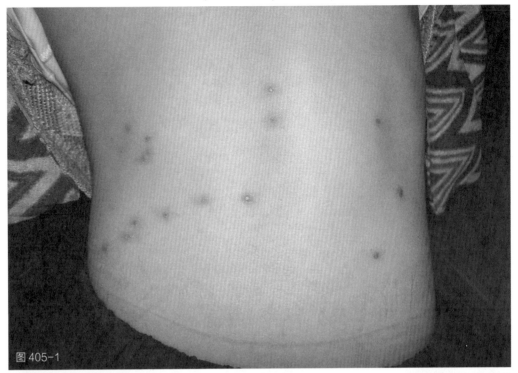

图 405-1

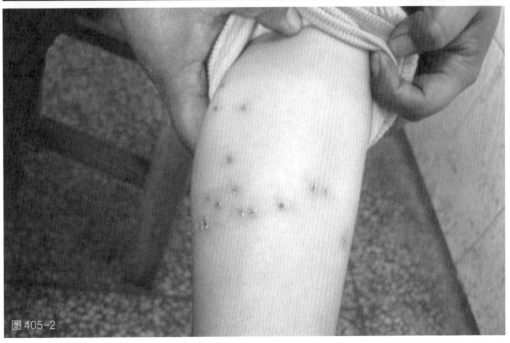

图 405-2

图 405-1　男，5岁。丘疹性荨麻疹，多成对分布。此为背部初愈皮疹。

图 405-2　与图 405-1 为同一患儿。此为下肢初愈皮疹。

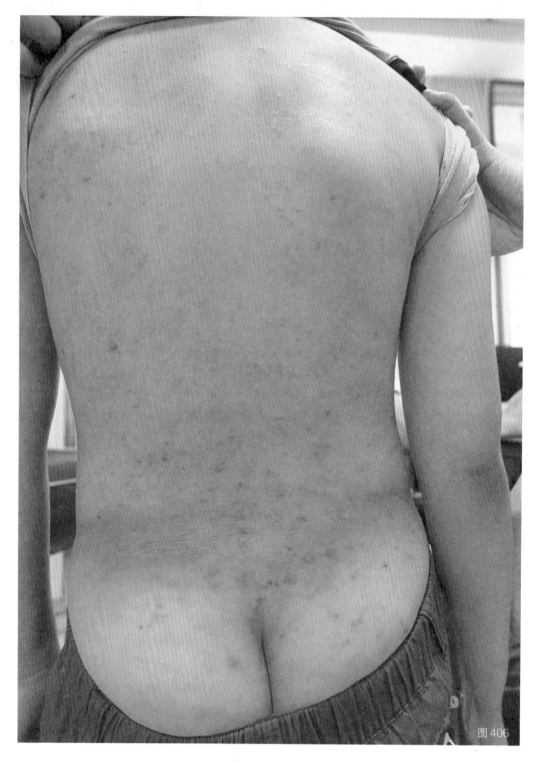

图406

图406 男，9岁。背部广泛丘疹性荨麻疹，瘙痒明显。有哮喘病史。

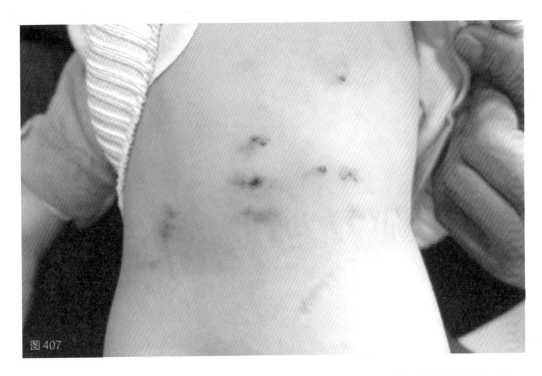

图407　男，1岁10个月。背腰部丘疹性荨麻疹，瘙痒明显。现症：荨麻疹复发2日，纳少，二便可，鼻塞少涕，张口呼吸，腹胀，舌红，苔白。诊断：荨麻疹（高敏体）。

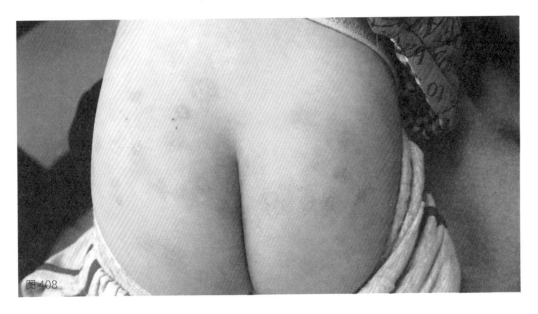

图408　男，2岁。臀部丘疹性荨麻疹恢复期，皮疹消退后色素沉着，长久不退。色素沉着长久不退是丘疹性荨麻疹的特征之一，肺脾气虚、积滞内热延缓其消退。

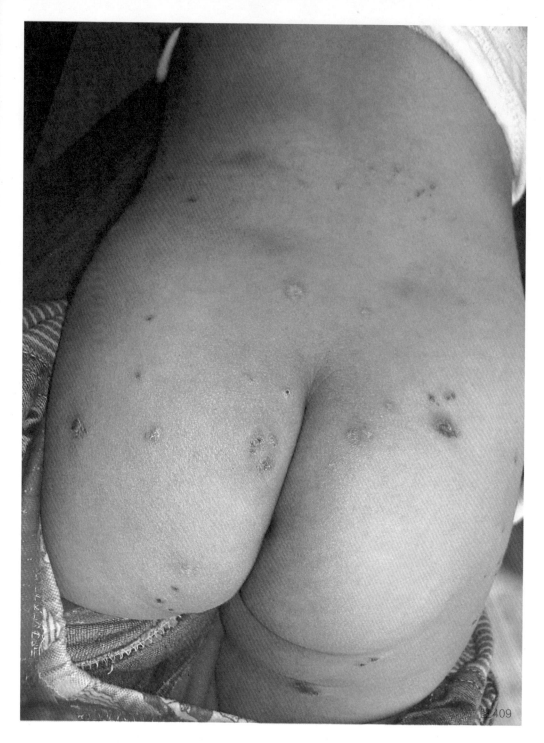

图409 患儿丘疹性荨麻疹，瘙痒明显。腰臀部散在分布，小儿好发此部位，患处常因瘙痒抓破，应避免局部感染。

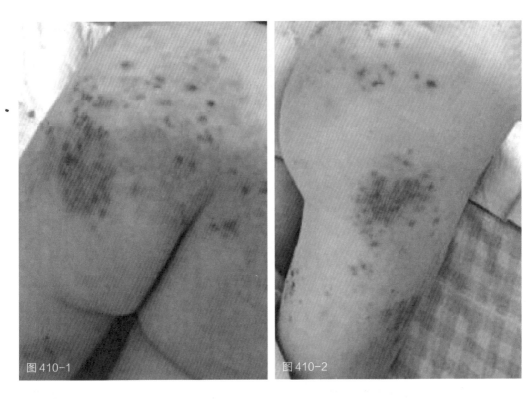

图 410-1　患儿臀部丘疹性荨麻疹，左侧，皮疹呈玫瑰色，瘙痒明显。

图 410-2　与图 410-1 为同一患儿。右侧，皮疹呈玫瑰色，瘙痒明显。

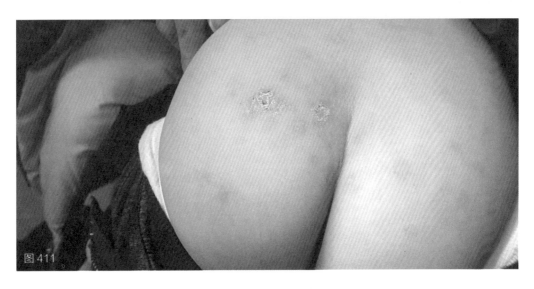

图411　男，3岁5个月。臀部丘疹性荨麻疹，治疗后好转，瘙痒减轻，下肢痒，舌
淡，苔白。

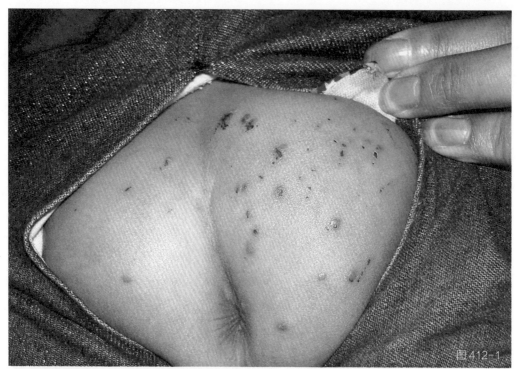

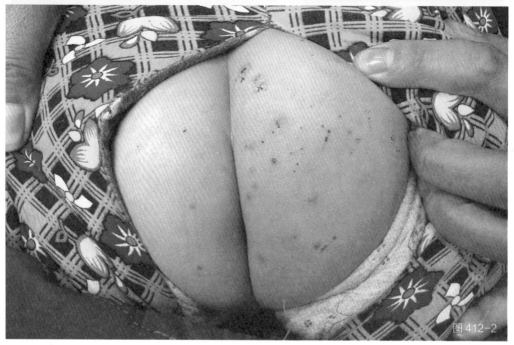

图412-1　患儿臀部丘疹性荨麻疹，瘙痒明显。治宜消食清热，淡渗利湿。

图412-2　与图412-1为同一患儿。治疗后皮疹减少，瘙痒减轻。

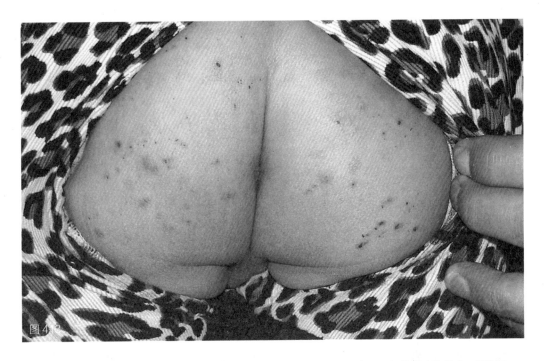

图413 患儿臀部丘疹性荨麻疹，小婴儿荨麻疹多见臀部。患儿常因瘙痒而哭闹，扭动身体。

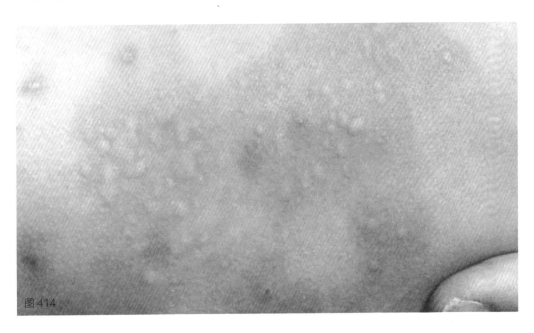

图414 患儿急性荨麻疹，皮疹淡红色，高出皮肤，扁平状，大小不一，瘙痒，可伴中低热，过敏原往往不详。

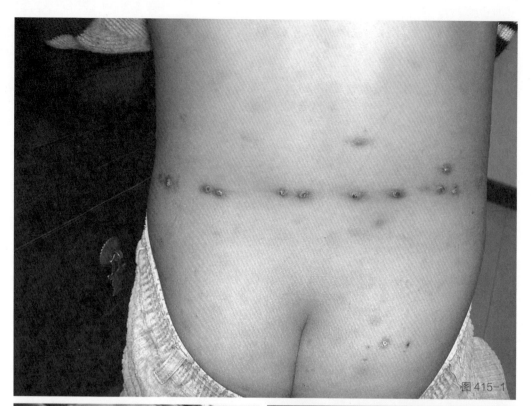

图 415-1

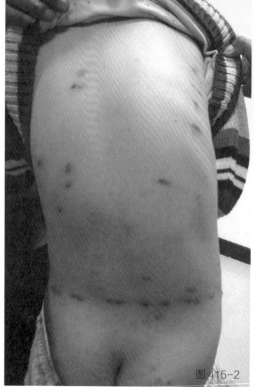

图 415-2

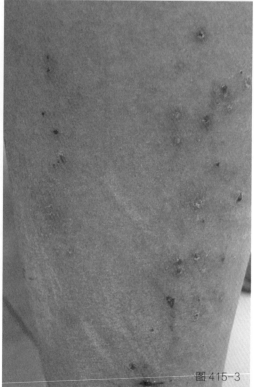

图 415-3

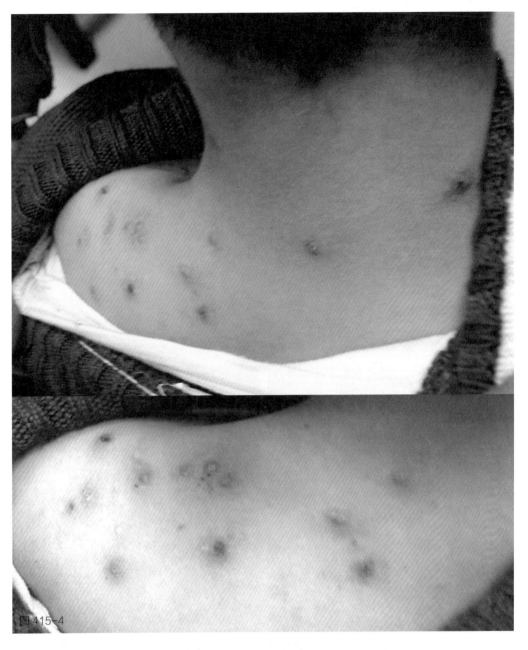

图 415-4

图 415-1　男。全身广泛丘疹性荨麻疹，腰部呈带状分布，瘙痒明显。应避免误诊
为带状疱疹。

图 415-2　与图 415-1 为同一患儿。背腰部皮疹散在分布。

图 415-3　与图 415-1 为同一患儿。下肢皮疹明显，瘙痒较甚。

图 415-4　与图 415-1 为同一患儿。颈部皮疹明显。

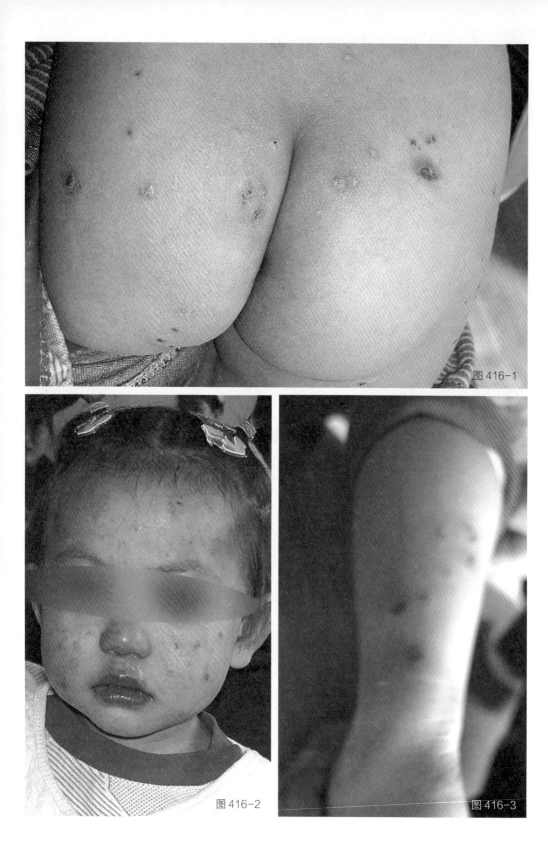

图416-1

图416-2

图416-3

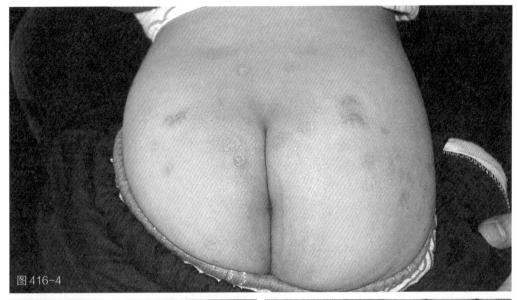

图 416-4

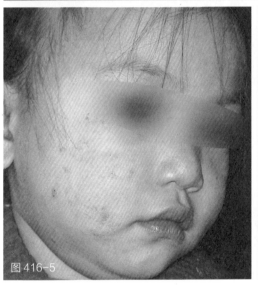

图 416-5

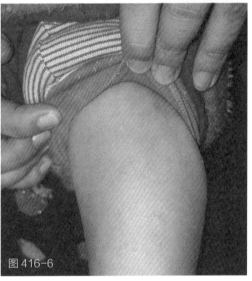

图 416-6

图 416-1　女，2 岁 2 个月。背臀部荨麻疹。全身反复丘疹性荨麻疹 2 个月，瘙痒明显，伴大便略干，咳嗽显著，汗多。

图 416-2　与图 416-1 为同一患儿。面部皮疹明显。

图 416-3　与图 416-1 为同一患儿。下肢皮疹明显。

图 416-4　与图 416-1 为同一患儿。此为治疗后，臀部皮疹减少，瘙痒减轻。

图 416-5　与图 416-1 为同一患儿。此为治疗后，面部皮疹减少，瘙痒减轻。

图 416-6　与图 416-1 为同一患儿。此为治疗后，下肢皮疹减少，瘙痒减轻。

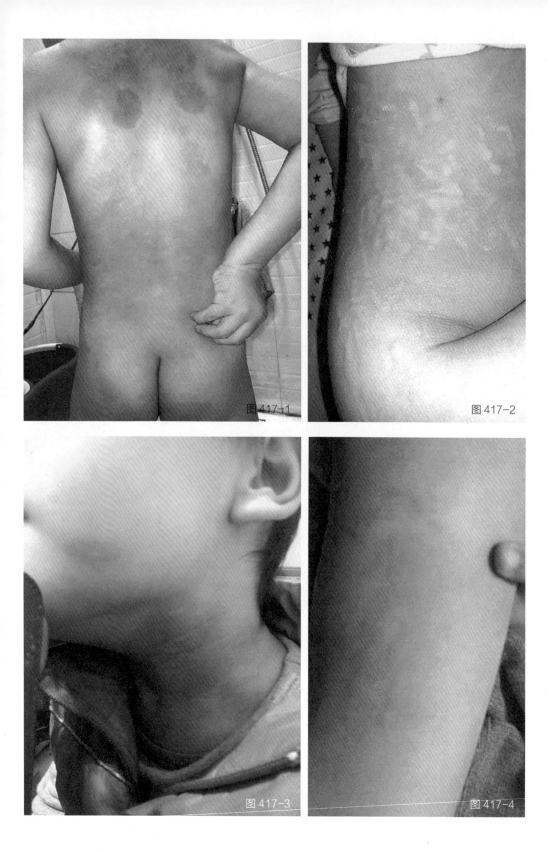

图 417-1

图 417-2

图 417-3

图 417-4

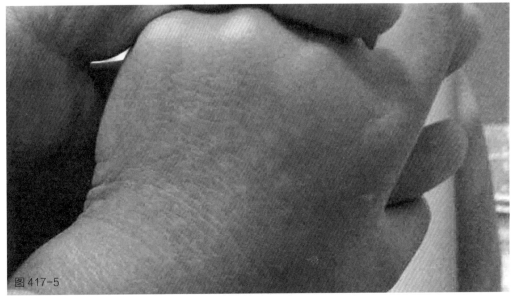

图 417-5

图 417-6

图 417-1　患儿全身性急性荨麻疹，背部皮疹。

图 417-2　与图 417-1 为同一患儿。侧腹部荨麻疹，白色为皮疹引起的水肿现象。

图 417-3　与图 417-1 为同一患儿。左侧面、颈部荨麻疹。

图 417-4　与图 417-1 为同一患儿。下肢荨麻疹。

图 417-5　与图 417-1 为同一患儿。手背部皮疹、水肿、充血。

图 417-6　与图 417-1 为同一患儿。下肢足踝部荨麻疹。

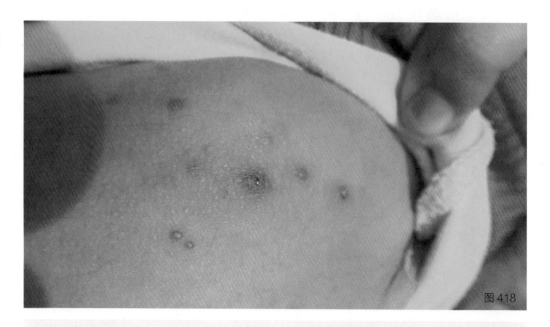

图418　男，4岁。背部荨麻疹，皮疹小，个别呈水疱样，瘙痒明显，患儿易乳蛾，喉核Ⅲ度肿大。

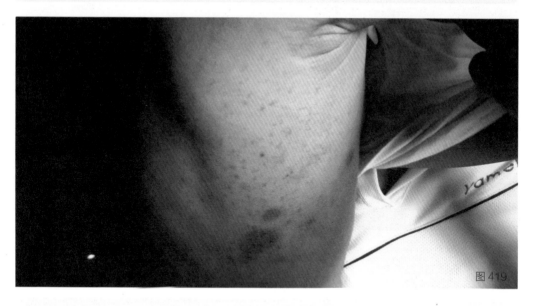

图419　女，11个月。疱疹性咽峡炎躯干部皮疹。现症：发热2日，中热，大便稍干，不咳，咽红明显，可见散在脓疱疹，舌红，苔白腻，躯干及下肢红色丘疹，下口唇周围红色丘疹，无瘙痒。手足口病少部分患儿可见此类躯干部皮疹。属现代医学病毒疹。

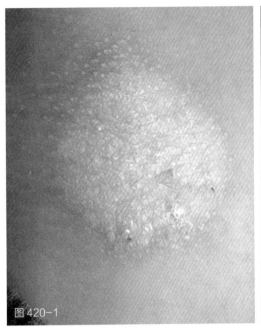

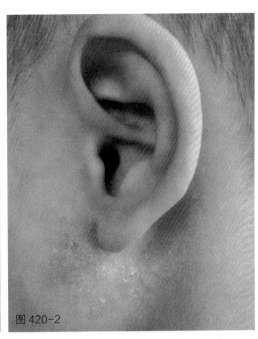

图 420-1　患儿背部片状湿疮，局部皮肤粗糙，有少量脱屑。

图 420-2　与图 420-1 为同一患儿。左耳后片状湿疮。

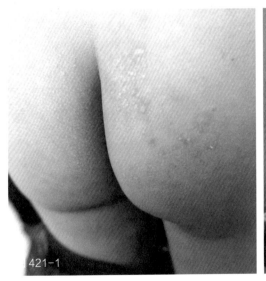

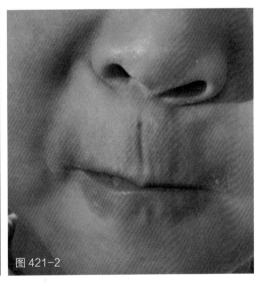

图 421-1　男，5 岁。臀部湿疮，春秋明显。伴咳嗽，易过敏，舔舌，舌红，苔白厚腻。

图 421-2　与图 421-1 为同一患儿。伴舔舌，上下口唇潮红。

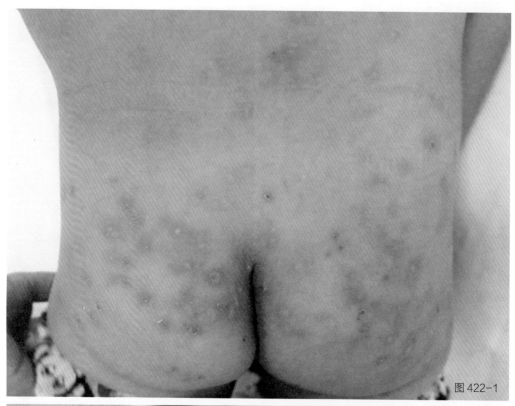

图 422-1

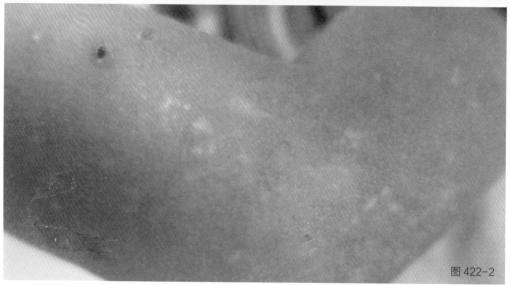

图 422-2

图 422-1　男，2 岁。全身散在皮疹，瘙痒明显，臀部、四肢为甚，双上肢散在白色斑点，皮疹愈后脱屑所致。

图 422-2　与图 422-1 为同一患儿。下肢皮疹并伴皮疹脱落后的白色斑点。

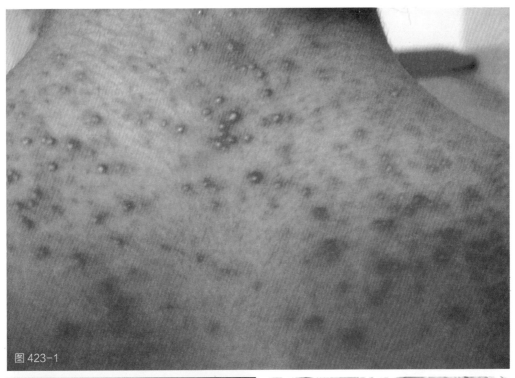

图 423-1

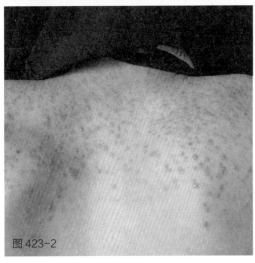

图 423-2

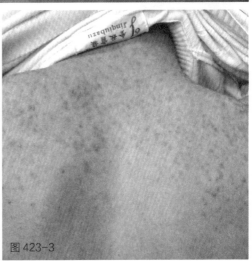

图 423-3

图 423-1 年长患儿，长期背部广泛痘疹、脓疱，无瘙痒，可自行减轻，但难以完全消退。本病多见于年长儿或正处在青春发育期的患者，好发于面部、发际、颈背部。膏粱厚味、湿热内盛是主要病因病机。

图 423-2 与图 423-1 为同一患儿。治疗后第一次复诊，皮疹明显好转。

图 423-3 与图 423-1 为同一患儿。治疗后第二次复诊，皮疹进一步好转。

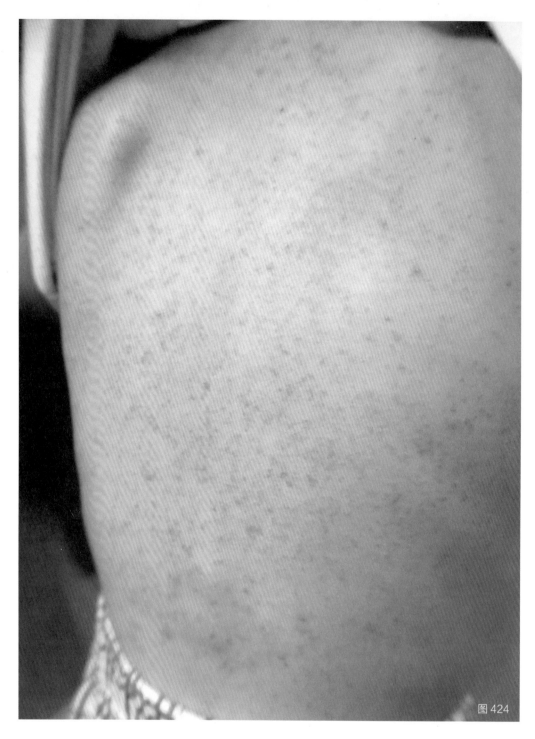

图 424

图424　男，1岁半。背部痱疮，好发于体质虚弱小儿，或见于久居空调房间，出汗较少者。易痱疮是判断孩子体质强弱的症状之一。

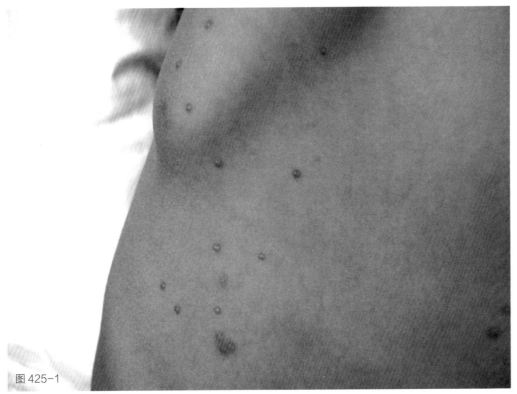

图 425-1

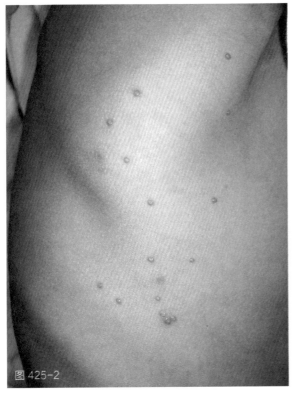

图 425-2

图 425-1 白痞,可分布于全身任何部位,此患儿主要在背侧部。中医多责之于湿热蕴于肌肤所致,醒脾化湿、消食清热为主要治则。有医师将其归于现代医学传染性软疣的范畴。

图 425-2 与图 425-1 为同一患儿。背侧部。

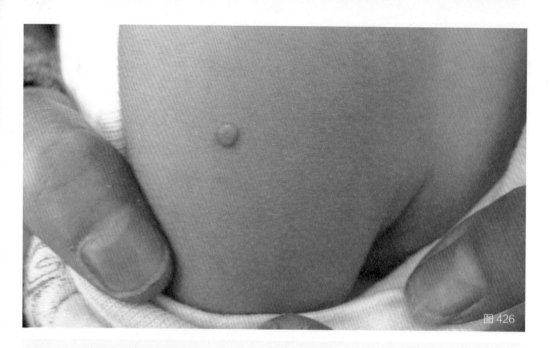

图426　患儿臀部单发白痦。

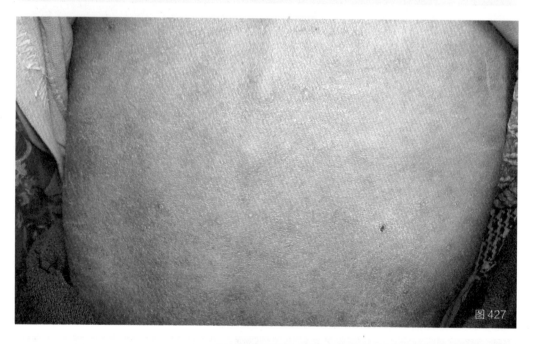

图427　男，9岁。艾滋病，为垂直感染，父母因艾滋病已病亡。体重18千克，皮下脂肪消失，皮肤干燥、粗糙、瘙痒，背部因瘙痒可见抓痕。慢性肺炎，肺部湿啰音长期不消，不发热，免疫力极度低下。中医多从疳证论治。

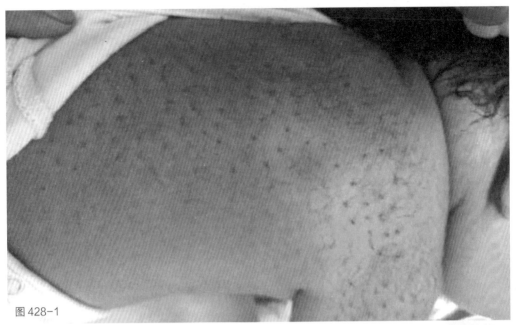

图 428-1

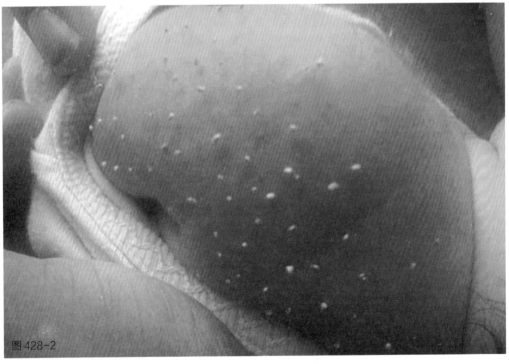

图 428-2

图 428-1　新生儿因皮肤异常，用土法乳汁揉搓皮肤后，出现乳白色分泌物，原因不详（图片由家长提供）。

图 428-2　与图 428-1 为同一患儿。臀部乳白色分泌物。

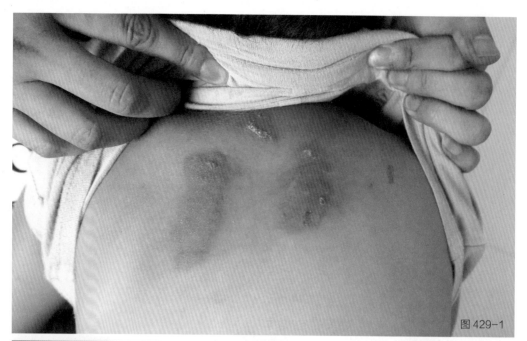

图 429-1

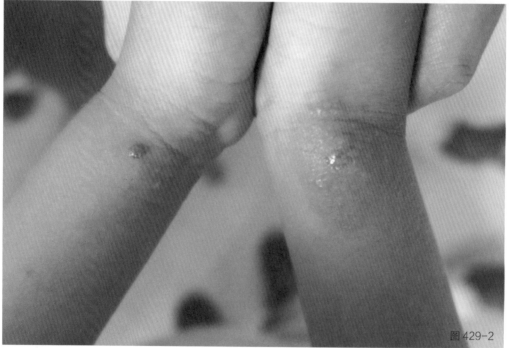

图 429-2

图 429-1　男，4岁。背部因冬病夏治贴敷后发疱明显。轻微发疱为正常反应，但是应避免感染，对瘢痕体质的患儿更应慎用。

图 429-2　与图 429-1 为同一患儿。双下肢踝部发疱。

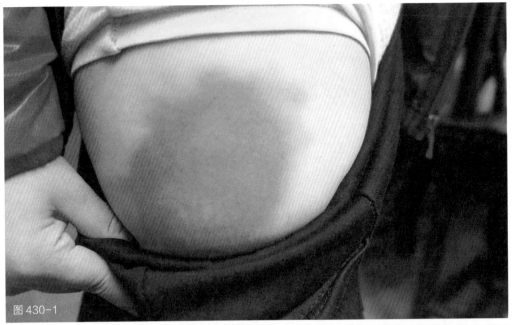

图 430-1

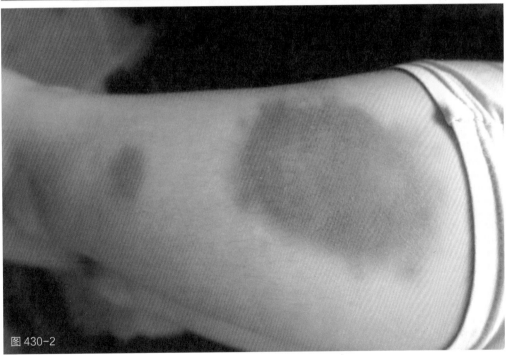

图 430-2

图 430-1　女，7 岁。血小板减少性紫癜，臀部瘀斑。血小板减少性紫癜属中医肌衄范畴。有虚实之分，实证多责于血热妄行。虚证多责之于气不摄血。

图 430-2　与图 430-1 为同一患儿。下肢瘀斑。

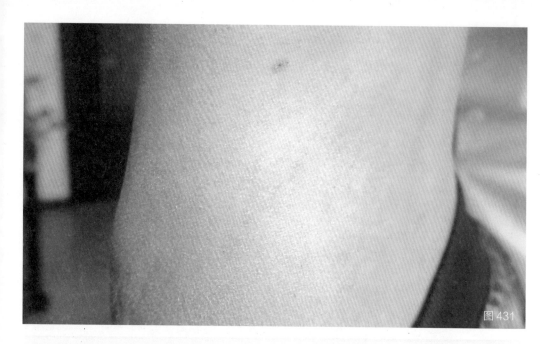

图431 男，9岁。皮肤干燥多年，手、腹、背、小腿皮肤均干燥、瘙痒，夏轻秋重，常伴磨牙、口臭，大便糊状，2～3日一解，生长缓慢，纳差，易乳蛾，易咳嗽，易口疮，经常输液，舌红，苔白厚腻，面色萎黄，双眼近视300度2年。肺脾两虚是主要病机。

图432 女，4岁。后背胎记、瘙痒（胎记多为淡青色，可见于多个部位，无须治疗，多数随年龄增长而渐渐消痕），伴遗尿，晕车，双侧上肢屈处轻微湿疮。

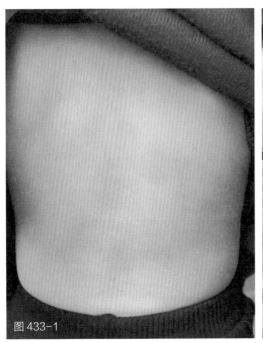
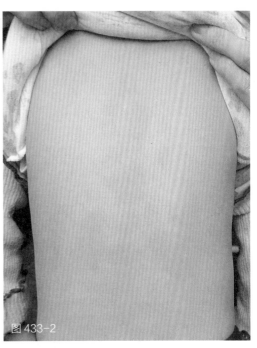

图 433-1　女，4 岁。背部青色胎记明显，伴遗尿多年，汗多，面花斑，大便稍干，易咳嗽，消瘦明显，皮肤粗糙。调理肺脾有助于胎记的消退。

图 433-2　与图 433-1 为同一患儿。经调理后，背部胎记颜色变淡，体重未长，仍遗尿明显。

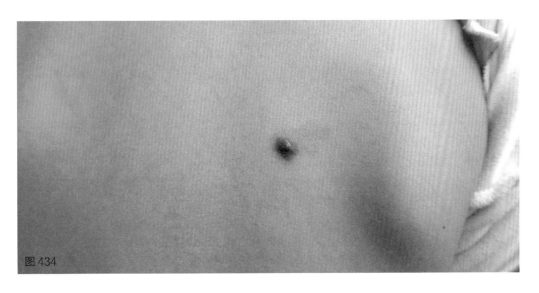

图 434　男，3 岁 10 个月。背部色素痣。

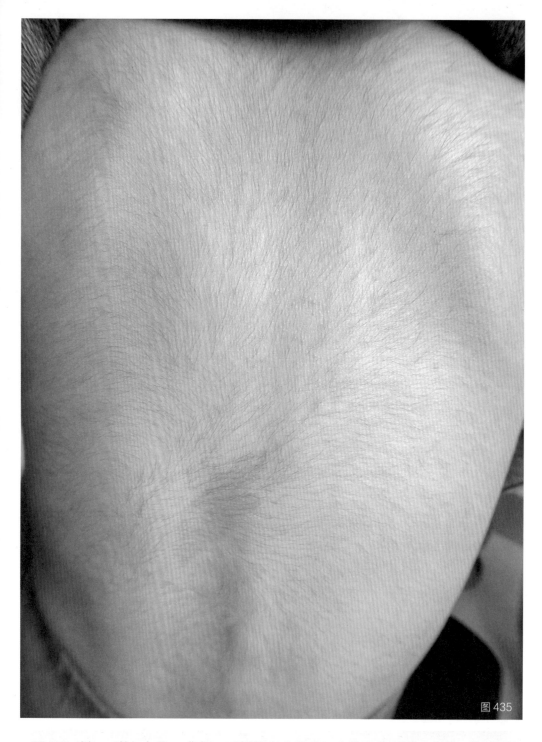

图 435

图435 男，2岁5个月。背部、面颊部毫毛较重。此类患儿可因于遗传，也可因于过食肉类，滥用补品。

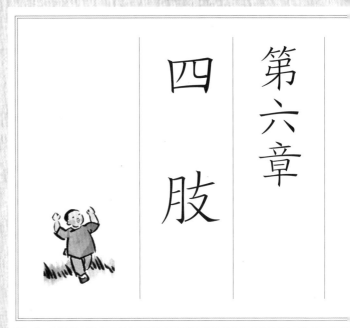

第六章　四肢

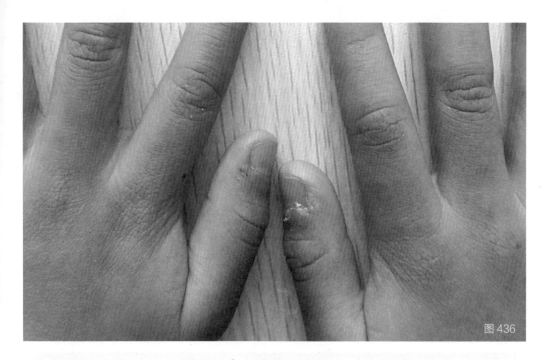

图436　男，7岁6个月。甲沟炎，双侧拇指甲沟感染。多因小儿嗜甲所致。伴咳嗽，面色萎黄，磨牙，汗多，爪甲不荣，大便干，舌红，苔白。调理脾胃可减少复发。

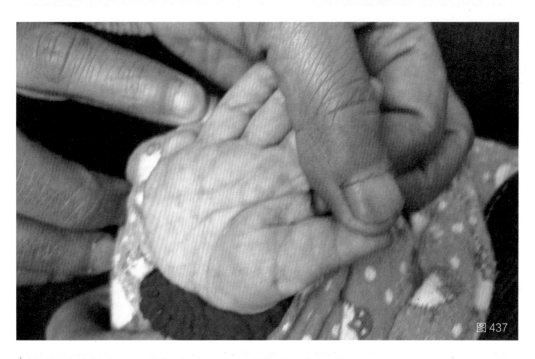

图437　早期手足口病患儿，可见手心皮肤隐现红色丘疹。

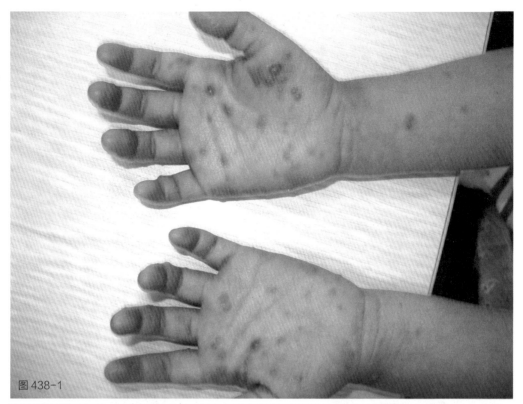

图 438-1

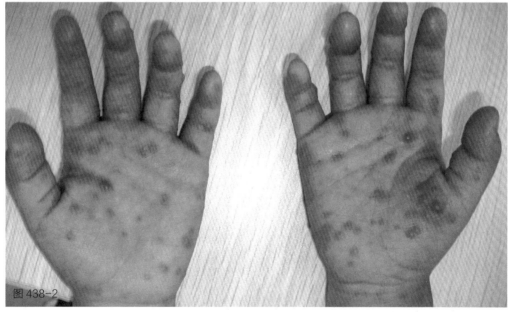

图 438-2

图 438-1　患儿为手足口病，手心红色丘疹、疱疹，部分可见白色脓点。

图 438-2　与图 438-1 为同一患儿。可依据中医时疫感冒辨证论治。

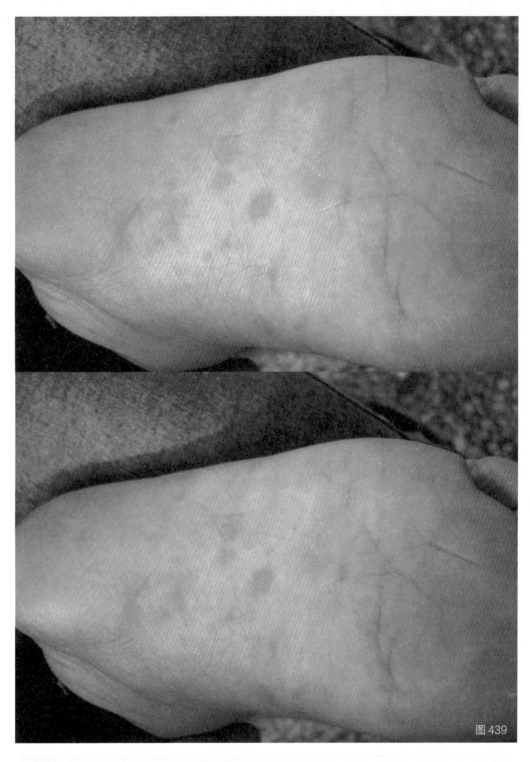

图439　患儿手足口病早期，足部皮疹。

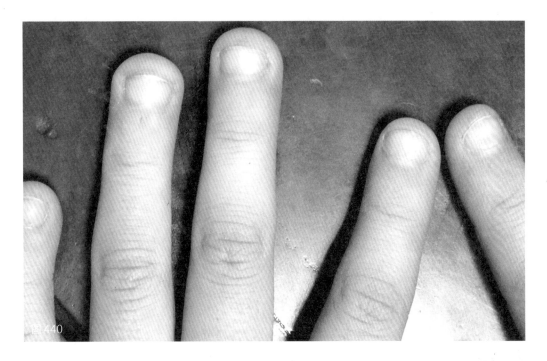

图440　患儿嗜甲症，多个指甲被啃嗜，因长期嗜啃指甲过短，使指端肌肉上翻。此患儿自幼未剪过指甲。

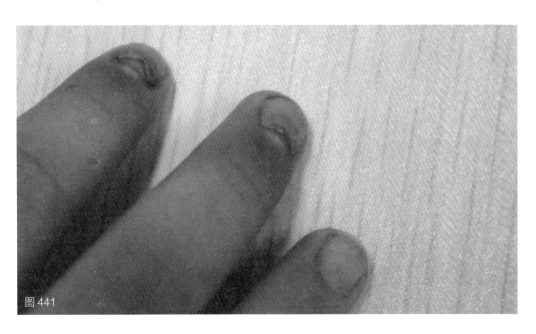

图441　男，3岁个4月。手足口病后右手食、中指甲床色黑，渐脱落。现症：咽不适，大便干，腹胀，舌淡，苔白，心肺常。

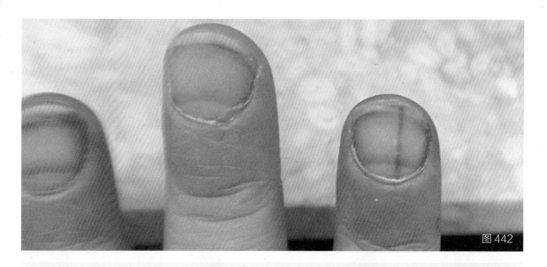

图442　男，4岁7个月。右侧无名指甲可见一纵向黑线，属爪甲不荣。此患儿反复上呼吸道感染多年，易乳蛾，有湿疮、水痘病、肺炎史。现症：汗多，手心红，消瘦明显，面色萎黄，大便稍干，夜眠欠安，舌红，剥苔，心肺常。诊断：易感冒，疳证。

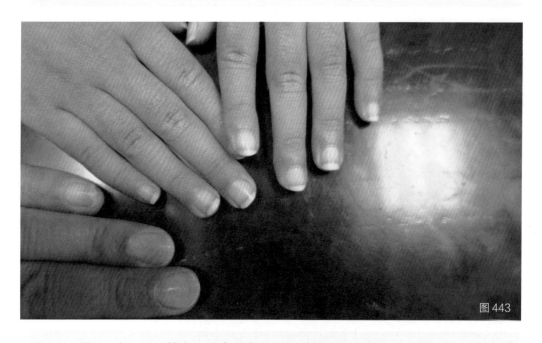

图443　男，4岁。爪甲枯白，甲床苍白。下面手指为患儿母亲指甲做比较，患儿母亲指甲色红润泽。患儿指甲前沿枯白，多为长期体质欠佳，属爪甲不荣。此患儿反复咳嗽，伴消瘦，咽不适，喉痰，发黄，大便干，舌红，苔白。

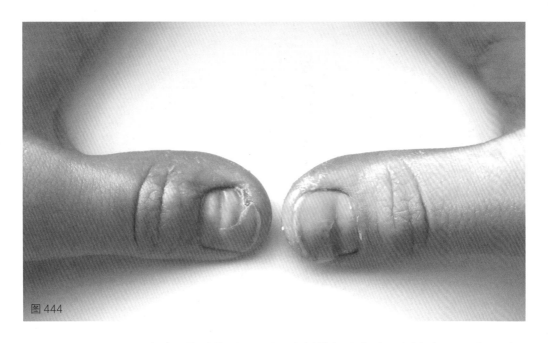

图444

图444　男，5岁8个月。指甲分层。现症：扁桃体切除术后，大便干，日一解，手心热及脱皮，肤痒，口臭，热惊史，腹胀，舌淡，苔白厚腻，易感冒，心肺常。诊断：亚健康（气虚体，热盛体）。

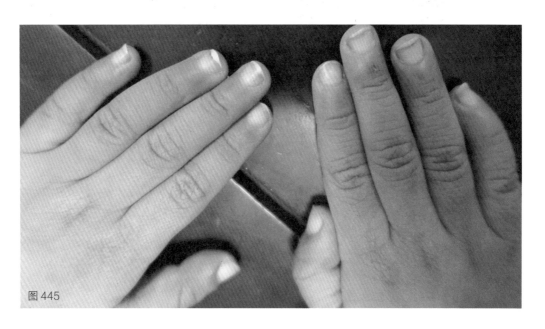

图445

图445　男，2岁8个月。指甲前端枯白，甲床色白欠泽，属爪甲不荣。有热惊史。现症：大便干，消瘦，易发热，易鼻塞，尿频，口臭，夜眠欠安，多梦，舌红，苔白腻。

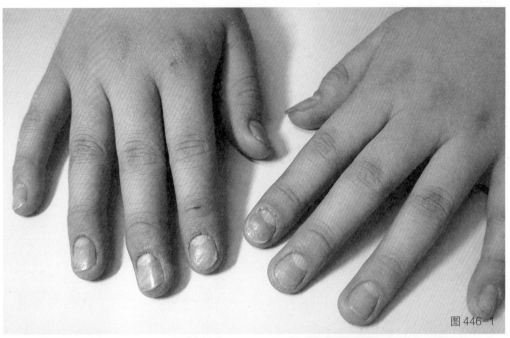

图 446-1

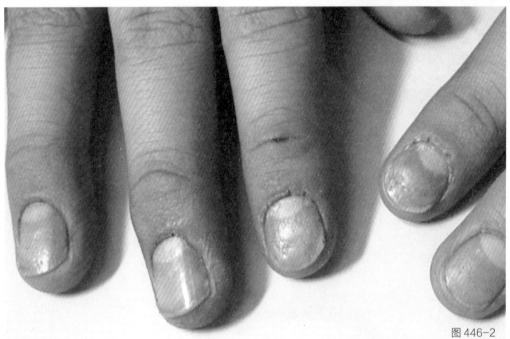

图 446-2

图 446-1　患儿多个指甲甲面凹凸不平，甲皱皮肤皲裂、毛刺、粗糙。多见于积滞、疳证、心脾积热。

图 446-2　与图 446-1 为同一患儿。局部放大图。

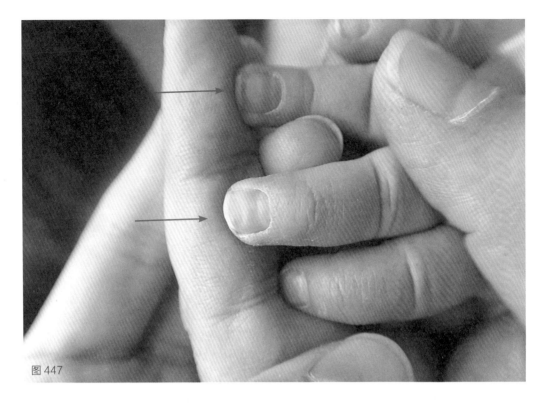

图447 女，10个月。指甲表面有横向凸出纹，属爪甲不荣。

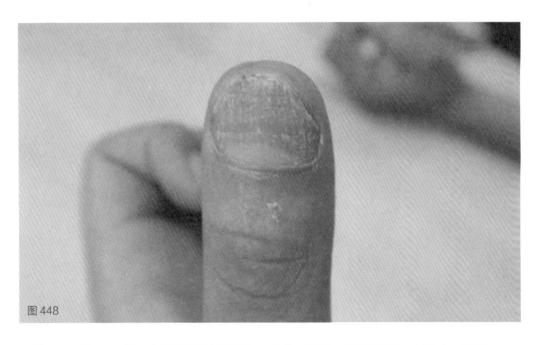

图448 男，12岁。左手拇指甲床粗糙。现症：纳呆，面色萎黄，大便少，脉缓。

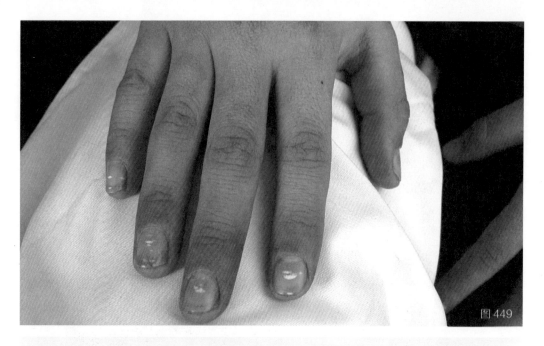

图449 男，9岁。右侧无名指甲床凹陷，多个指甲甲面白斑，属爪甲不荣。伴纳呆，消瘦明显，口臭，病程1年。

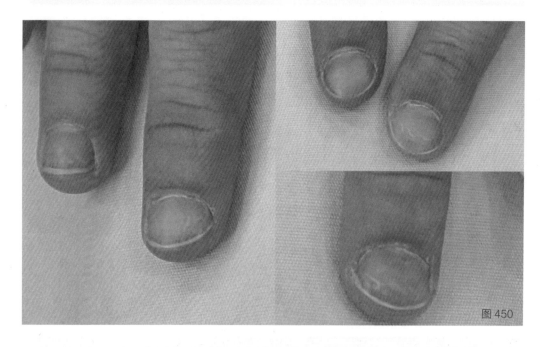

图450 男，9岁。指甲表面起层，属爪甲不荣。现症：咳嗽，纳少，夜眠不安，入睡困难，面色萎黄，消瘦，时晕车，口臭，舌红，苔白厚腻。诊断：亚健康。

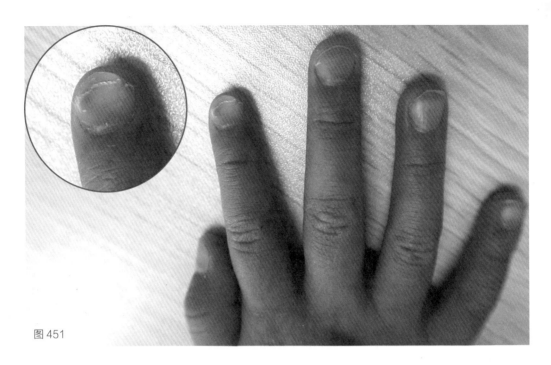

图 451

图 451　女，2 岁 10 个月。指甲扁平，凹陷，右侧食指明显，属爪甲不荣。现症：大便略干，体重增长缓慢，面色萎黄，舌红，苔白腻。

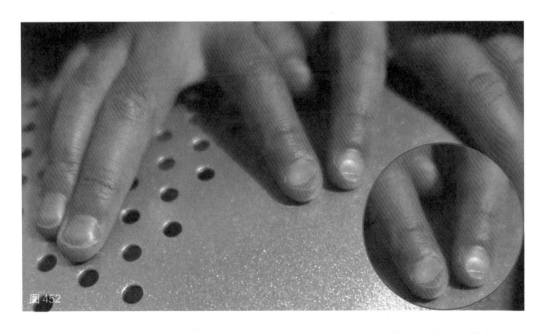

图 452

图 452　女，2 岁。双侧食指指甲扁平，属爪甲不荣。现症：消瘦，舌红，苔白腻，心肺常。

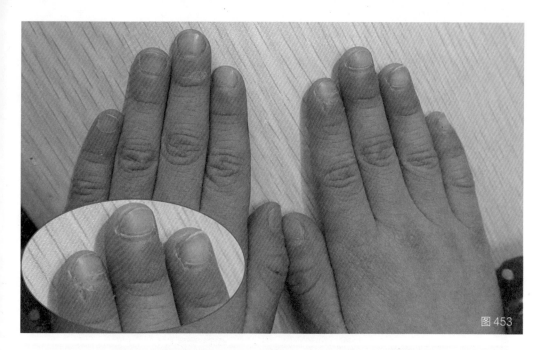

图453　男，5岁。指甲甲皱粗糙，属爪甲不荣。现症：近2个月反复发热3次，口臭，口唇湿疮，轻痰咳，咽不适，舌红，苔白厚腻，心肺常。诊断：积滞（肺脾不和）。

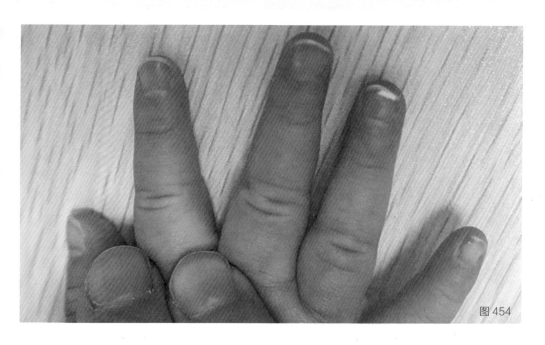

图454　女，1岁3个月。右手无名指指甲白斑。患儿反复雪口5个月，二便可，喷嚏，夜眠欠安，腹胀，舌红，苔白，心肺常。诊断：雪口，亚健康。

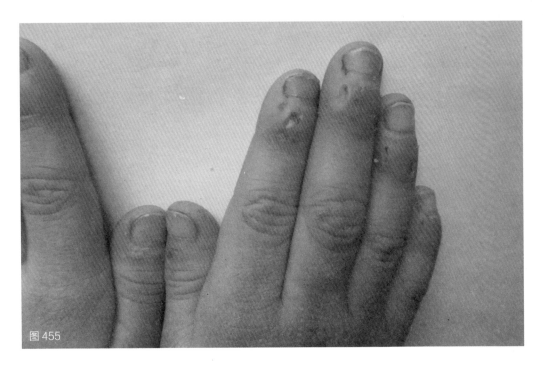

图455　男，5岁。双手指逆剥刺。现症：大便干，喉痒，舌红，苔白，少鼻塞，心肺常。

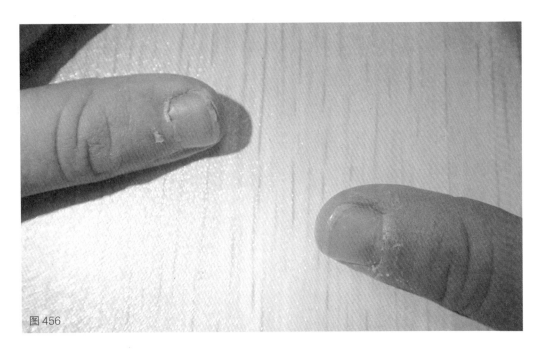

图456　女，4岁6个月。双侧拇指逆剥刺明显，右侧指甲脆薄，左侧轻微甲沟炎，属爪甲不荣。现症：轻咳，鼻塞少涕，大便稍稀，舌红，苔白。

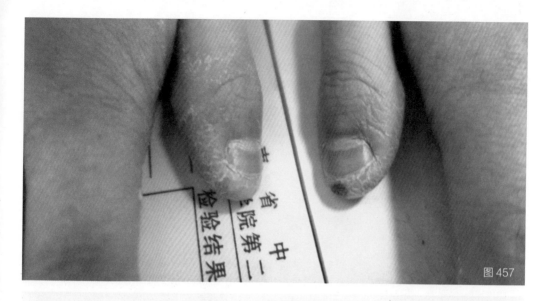

图457 男，8岁。双侧手指端脱皮，因嗜啃而指甲较短。手指脱皮反复发作多年，伴嗜甲，多汗，夜眠欠安，急躁，舌红，苔白腻，脉数，右侧燕口疮。手足心热、脱皮、红赤，多为心脾积热所致。

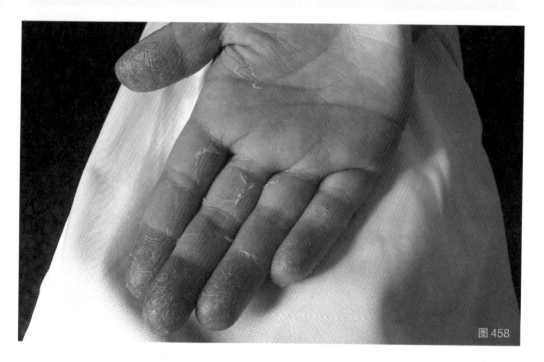

图458 患儿手指脱皮，指端因脱皮而潮红，可有轻微触痛感，此患儿反复发作，多为食滞内热导致。

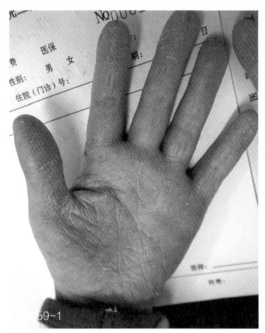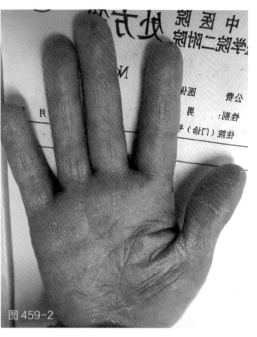

图459-1　男，8岁。左手掌、手指脱皮，潮红，皮肤常因脱皮而皲裂。反复发作
多年。伴嗜甲、多汗。

图459-2　与图与459-1为同一患儿。此为患儿右手掌。

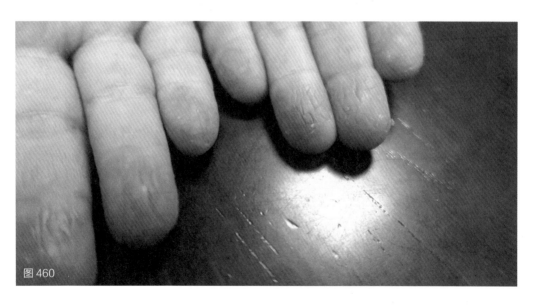

图460　男，4岁。　手指端脱皮、潮红、皲裂。反复乳蛾多年，有湿疮史、热惊史，
体重增长缓慢。现症：鼻齆，手心热，二便可，舌红，苔白，心肺常。

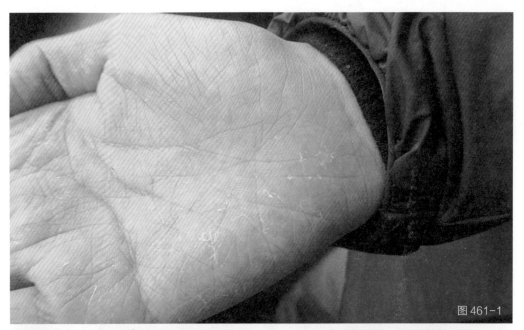

图461-1

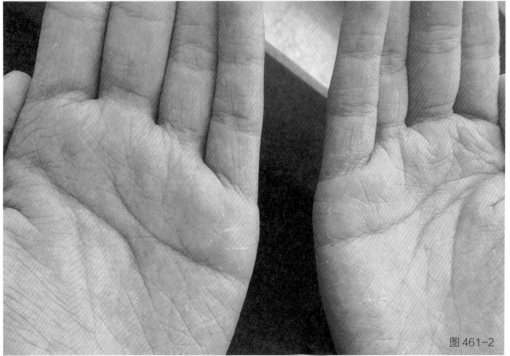

图461-2

图461-1 男，14岁。手心脱皮、皲裂。现症：倦怠乏力多年，大便3～4日一解，尿泡沫多，汗多，口臭，面部红色丘疹，舌淡，苔白厚腻，脉缓。属脾虚热郁。

图461-2 与图461-1为同一患儿。双侧手心均见脱皮。

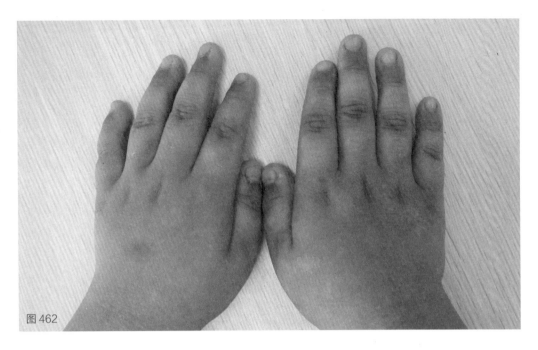

图462　男，5岁。双侧指甲缘及指关节皮肤色黑。现症：右侧手背现散在白斑，嗜甲，二便可，眼袋增重，鼻鼾，舌淡，苔白，心肺常。多责之于肺脾两虚。

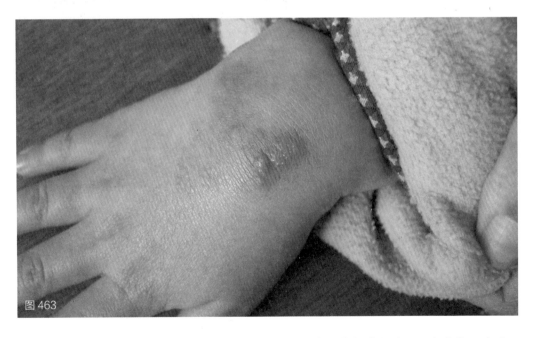

图463　4岁6个月。右侧手背出现疱疹，疱中可见淡黄色渗出液。反复发作，有痛感，疱疹周围红晕，多为湿热毒邪内盛，蕴郁肌肤所致。高敏体多发。

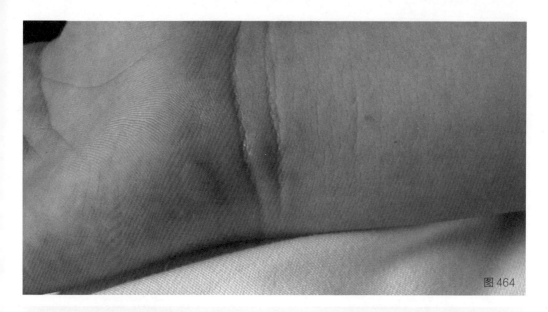

图464　患儿右手腕部可见一脓疱疹，无瘙痒，可见于婴儿呼吸道感染者，与病毒感染相关。

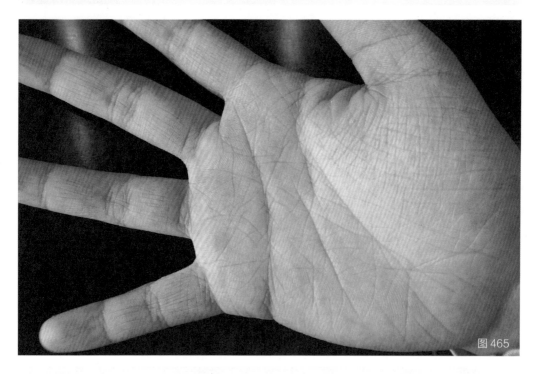

图465　女，10岁。手心皮肤纹理加深，手心汗多。现症：反复咳嗽2个月，鼻塞流涕，大便略干，喉痒，舌红，苔白腻。多责之于心脾两虚。

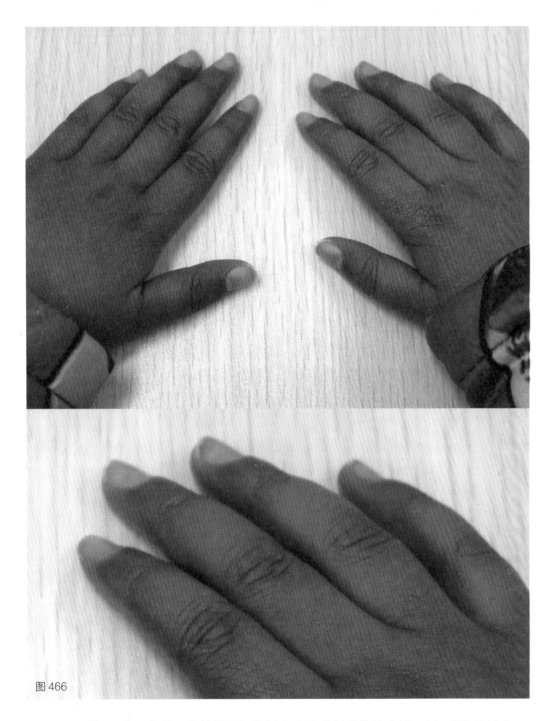

图466

图466　男，5岁6个月。急性淋巴细胞性白血病化学药物治疗后2年，现维持治疗，双手色黑，每次治疗后明显，易口疮，近2年反复咳嗽，手足不温，易腹泻。诊断：脾肾阳虚，久咳。

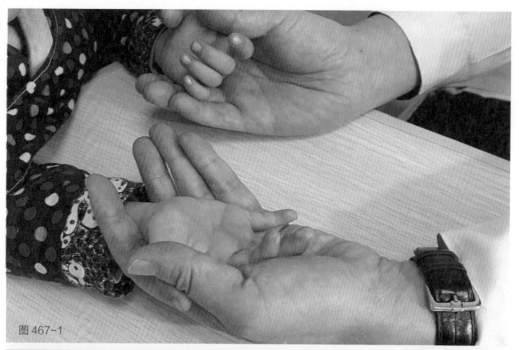

图 467-1

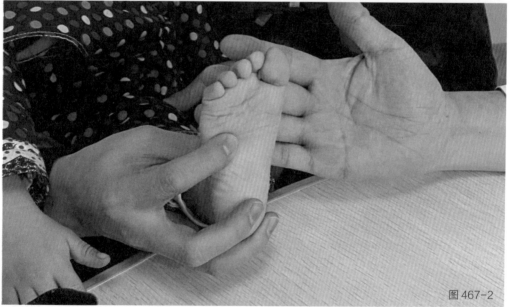

图 467-2

图 467-1　男，2岁。手心萎黄。现症：大便黏腻，2日一解，消瘦明显，舌淡，苔白。诊断：疳证。

图 467-2　与图 467-1 为同一患儿。足心萎黄。与医生手心皮肤对比，患儿足心明显萎黄。

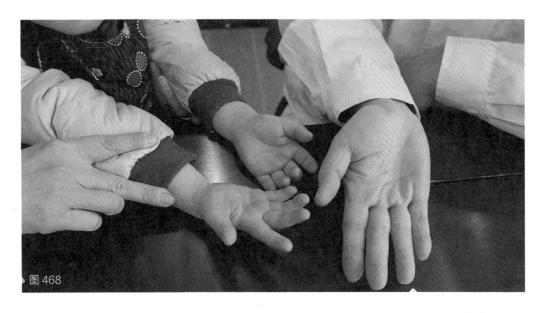

图468 男，2岁5个月。手心萎黄（与医生手心皮肤对比）。现症：面色萎黄，大便多，体重增长缓慢，消瘦，夜眠欠安，汗多，口臭，急躁，舌红，苔白。诊断：亚健康（气虚体）。

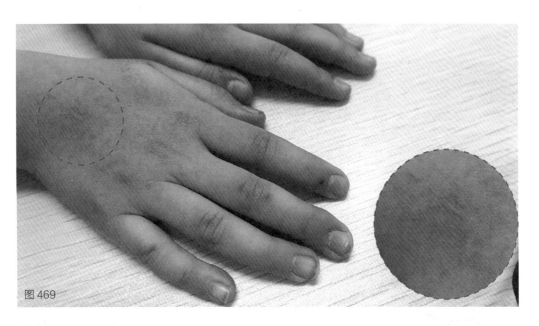

图469 女，9岁。双侧手背皲裂。现症：大便干1年，易鼻塞，腹不适，消瘦，纳呆，面色萎黄，头晕，口疮，皮肤瘙痒，舌红，苔白，脉缓无力，心肺常。诊断：便秘（高敏体，气虚体）。

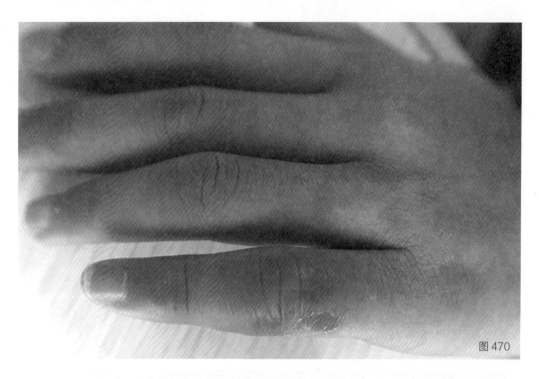

图470　女，11岁。左侧小手指冻疮。面部粟粒样皮疹，手足不温，鼻塞，便干，舌红，苔白，脉缓。诊断：冻疮，亚健康（气虚体，阳虚体）。

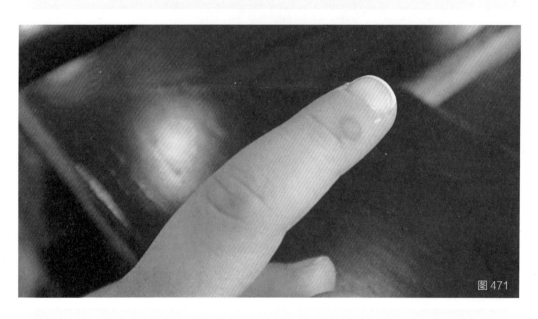

图471　男，2岁6个月。右手食指寻常疣。该病多从脾胃论治。现症：反复咳嗽4个月，面部湿疮，晨起痰咳，消瘦，纳少，二便可，易鼻塞，舌红，苔白。诊断：久咳，湿疮。

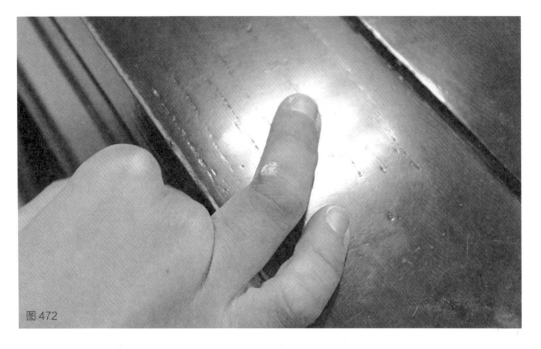

图472

图472　男，9岁。右手无名指寻常疣。现症：发热5日，中热，痰咳，喉鸣音，大便稀，腹胀，舌红，苔白厚腻，心肺常。诊断：咳嗽夹积滞。

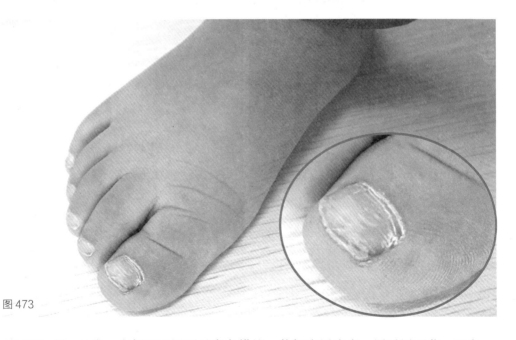

图473

图473　男，3岁。右侧踇趾甲可见白色横纹，伴轻度甲沟炎，属爪甲不荣。现症：偶咳，汗多，呼吸音粗，夜眠欠安，大便干，口臭，面色萎黄，舌红，苔白厚腻。

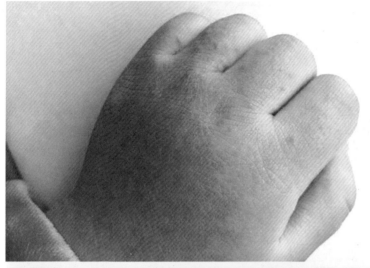

图 474-1

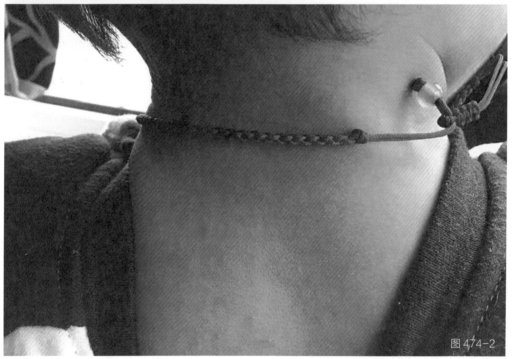

图 474-2

图474-1　患儿沙土疹，又名摩擦性苔藓样疹、儿童丘疹性皮炎、肘膝复发性夏季糠疹。皮损常对称分布，多局限于手背、前臂伸侧，有时可见于指节、肘、膝等易发于摩擦的暴露部位。

图474-2　与图474-1为同一患儿。颈背部同时出现皮疹。此类皮疹偶可累及颈、足和躯干处。

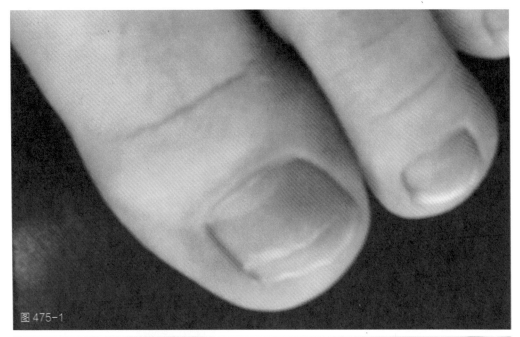

图 475-1

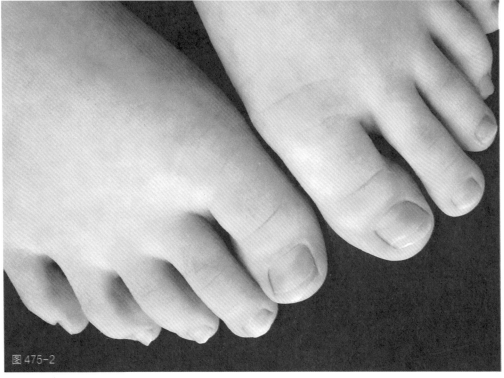

图 475-2

图 475-1　患儿左脚姆趾甲断裂，属爪甲不荣。

图 475-2　与图 475-1 为同一患儿。双足趾甲断裂。

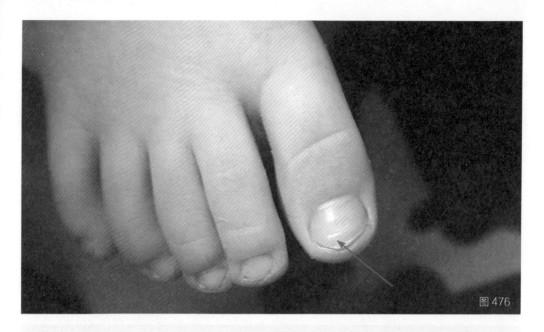

图476　患儿右侧蹬趾甲白斑。现症：大便黏腻，体重增长缓慢，外伤后愈合慢，发穗，心肺常。

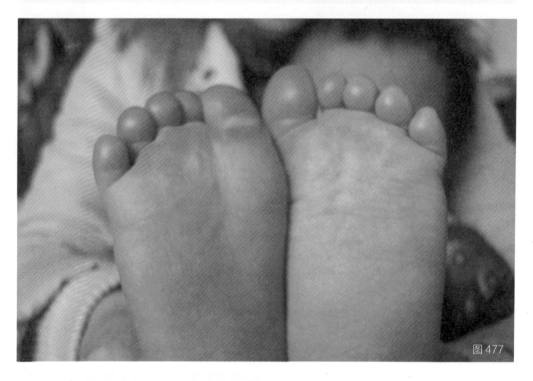

图477　患儿脚心红赤，是心脾积热的表现。

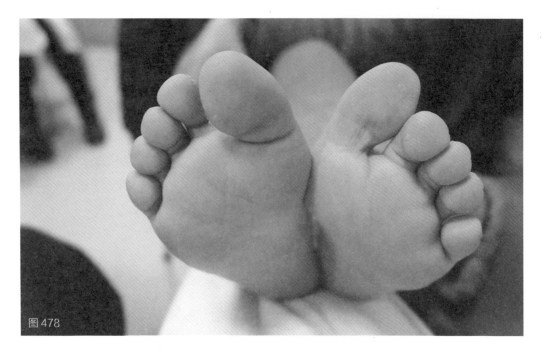

图478 男。双侧脚心发黄，2次肺炎史。现症：轻咳，汗多，大便稍干，鼻塞，口臭，口涎，舌红，苔白厚腻。诊断：易感冒（积滞体）。

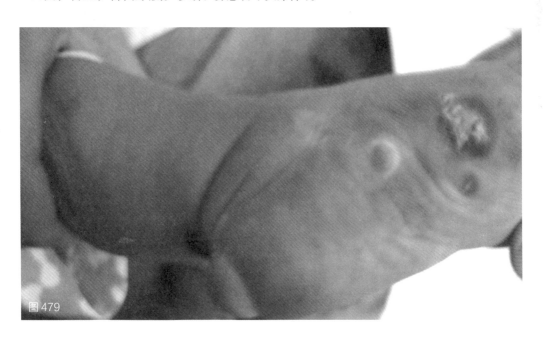

图479 男，7个月。左侧足底部大型脓疱疮，周围红晕，上肢及躯干可见红色丘疹。病程2周，舌淡，苔白腻。多责之于湿热毒邪。

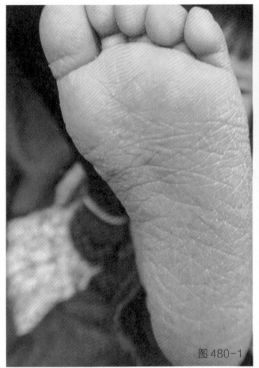

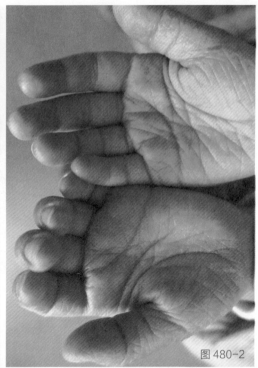

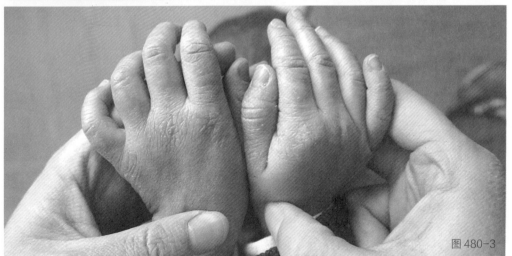

图480-1 患儿手足纹理增粗、干裂、红赤，多为心脾积热所致。此患儿易咳嗽，
易皮疹，易腹胀，痰咳，大便干，数日一解，舌红，苔白厚，双肺喘鸣音。诊断：
咳嗽，支气管炎。

图480-2 与图480-1为同一患儿。手心纹理增重、红赤、干燥。

图480-3 与图480-1为同一患儿。手背皮肤粗糙。

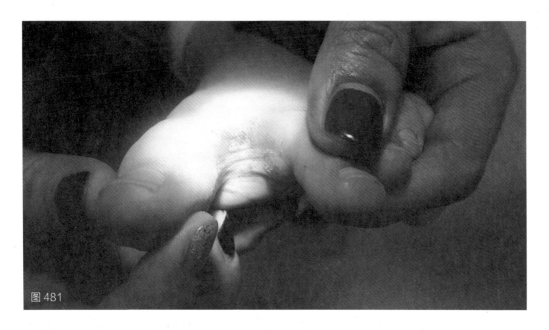

图481

图481 女，6岁11个月。足趾间真菌感染，俗称脚气，因为鞋子透气性差，近年发病较多，复方百部煎外涂有效。现症：咳嗽1个月，面色萎黄，汗多，舌淡，苔白，二便可，心肺常。

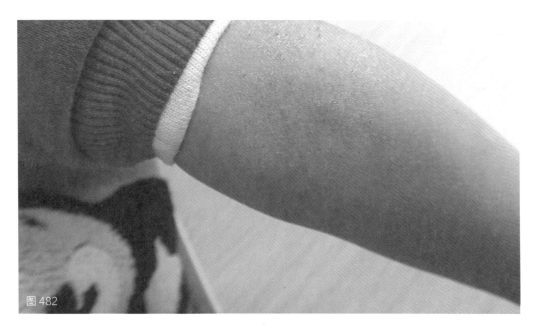

图482

图482 男，5岁。双侧上肢肘窝湿疮，局部皮肤粗糙，瘙痒。现症：咳嗽，轻喘，舌红，苔白，心肺常。

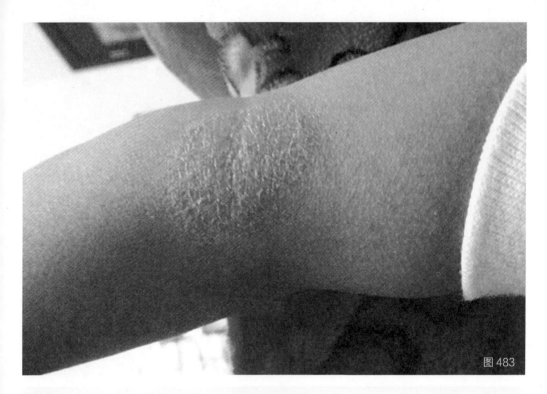

图483　患儿上肢片状湿疮，表面干燥，瘙痒明显。

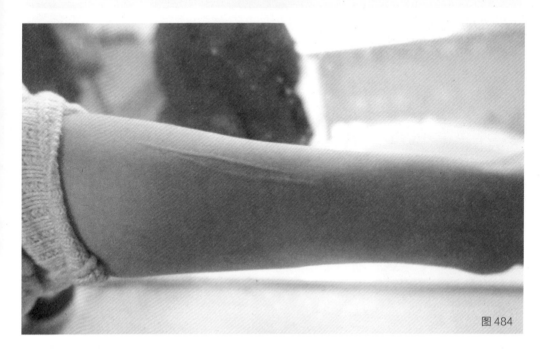

图484　患儿皮肤划痕症明显，久不复原，属高敏体。

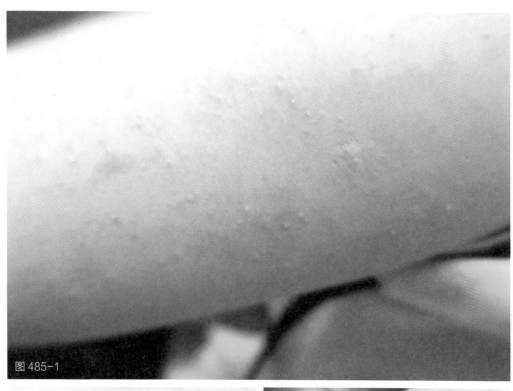

图 485-1

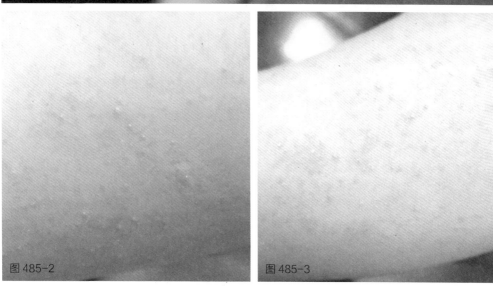

图 485-2

图 485-3

图 485-1　男，11岁。双上肢近端粟粒样皮疹。易乳蛾，易感冒，伴张口呼吸，大便干，鼻塞，体胖。多见内热过盛的小儿，经常过食膨化、干燥煎炸食物易发。

图 485-2　与图 485-1 为同一患儿。局部皮疹。

图 485-3　与图 485-1 为同一患儿。局部皮疹。

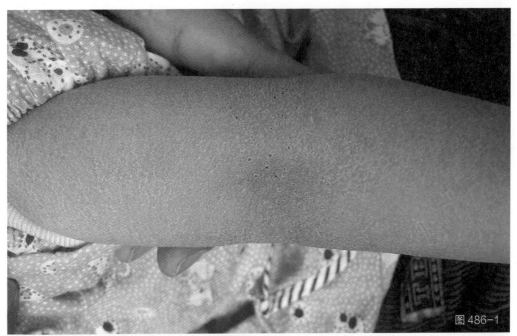

图486-1

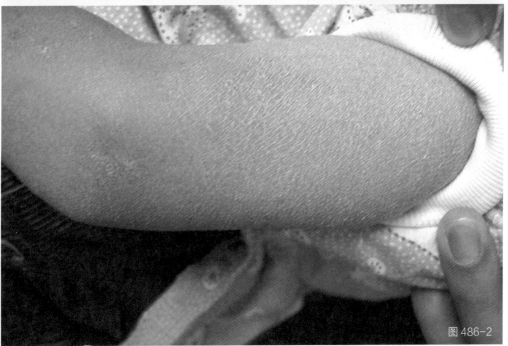

图486-2

图486-1　男，8岁。上肢伸侧皮肤粗糙、干燥、瘙痒。平素大便干，易咳嗽，舌红，苔厚腻。

图486-2　与图486-1为同一患儿。上肢屈侧皮肤粗糙。

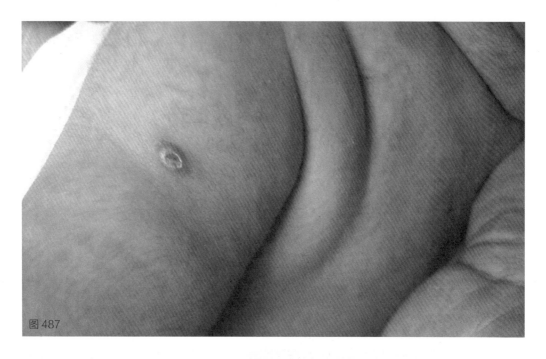

图487 患儿上肢皮下接种疫苗后的局部炎性反应，非严重者无须处理。

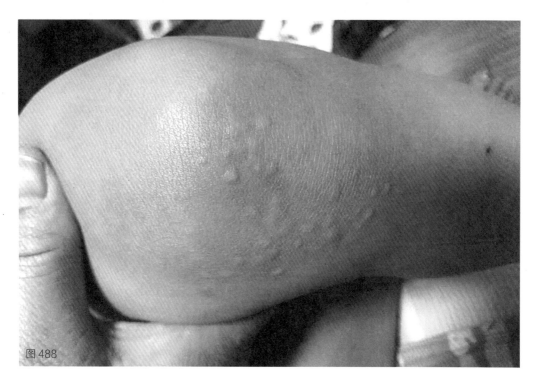

图488 患儿急性荨麻疹，膝部皮疹。

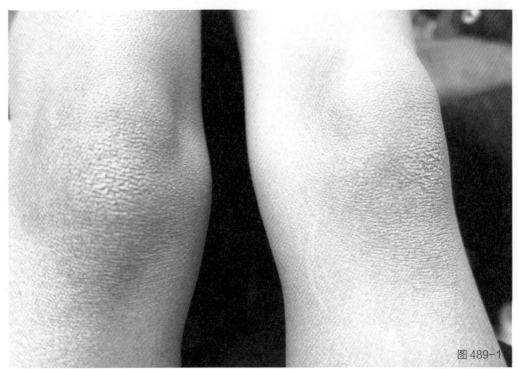

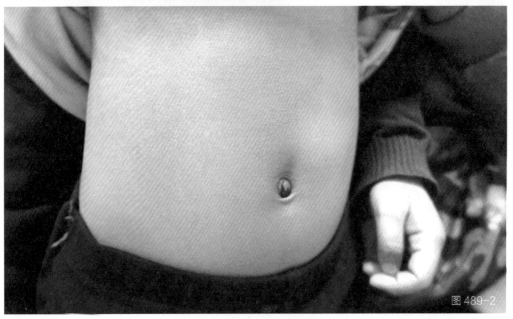

图489-1　男，6岁。双侧膝部皮肤粗糙，瘙痒有抓痕。有支气管炎史。现症：鼻塞明显，大便干，手足心热，舌红，苔白厚腻，心肺常。

图489-2　与图489-1为同一患儿。腹部皮肤粗糙。气虚体、高敏体常见。

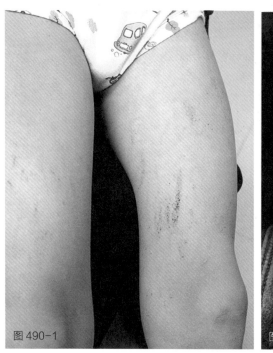
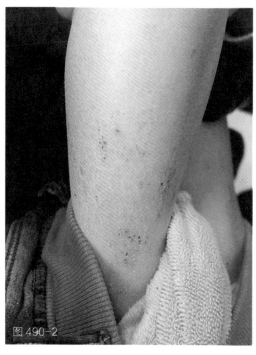

图490-1　患儿双下肢皮肤瘙痒，抓痕明显。

图490-2　与图490-1为同一患儿。下肢远端因瘙痒抓痕明显，表面未见皮疹，多
为肺脾两虚。

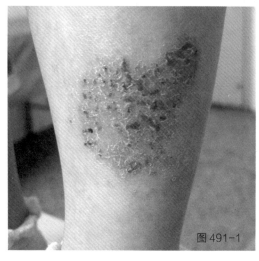
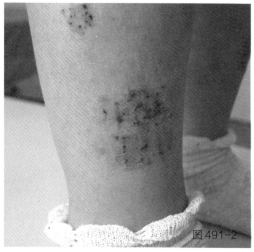

图491-1　患儿下肢湿疮，表面渗出、结痂、瘙痒。

图491-2　与图491-1为同一患儿。此为另一侧的下肢湿疮。

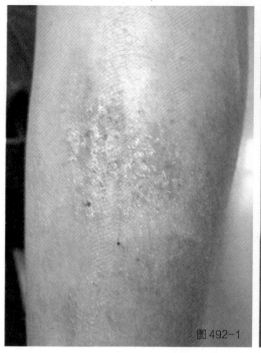

图 492-1

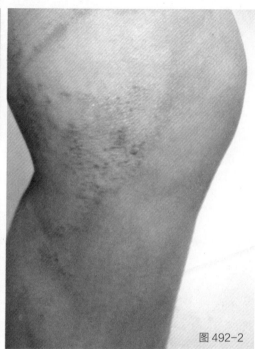

图 492-2

图 492-1　患儿下肢湿疮，因瘙痒局部可见抓痕，患处皮肤粗糙。

图 492-2　与图 492-1 为同一患儿。下肢内侧皮疹。

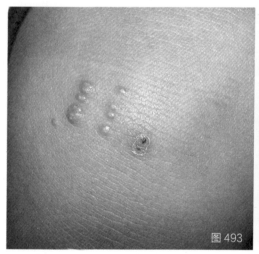

图 493

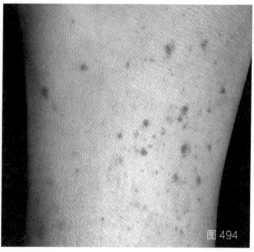

图 494

图 493　年长儿下肢膝关节处白痦，属中医湿热蕴郁所致。包括现代医学传染性软疣。

图 494　患儿下肢过敏性紫癜引起的皮疹，皮疹呈玫瑰红色，常发于臀部以下，对称性分布。

第七章

前后二阴　分泌物　排泄物

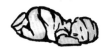

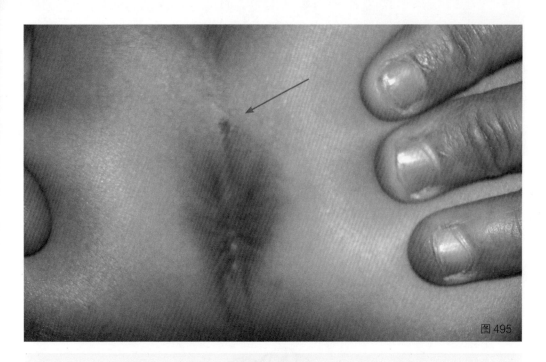

图495 患儿肛周浸渍、糜烂，多因腹泻浸渍肛周皮肤所致，肛周湿疮常见。

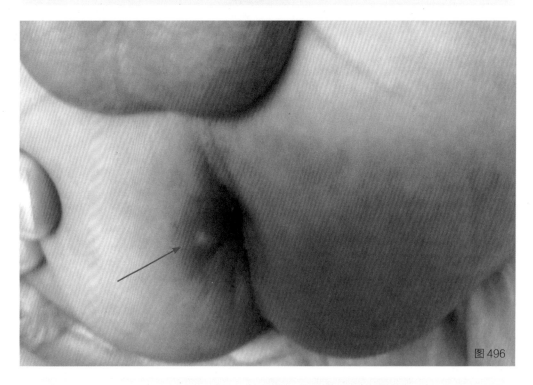

图496 男，2个月。肛周脓肿。肛门周围潮红，腹泻患儿更易发生。

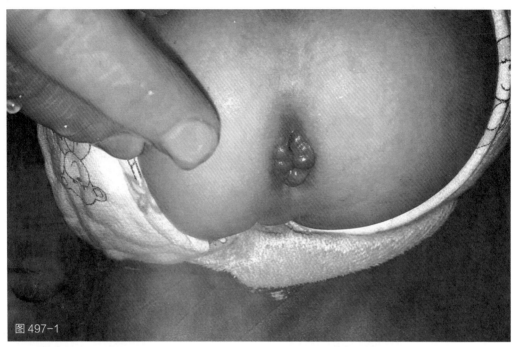

图 497-1

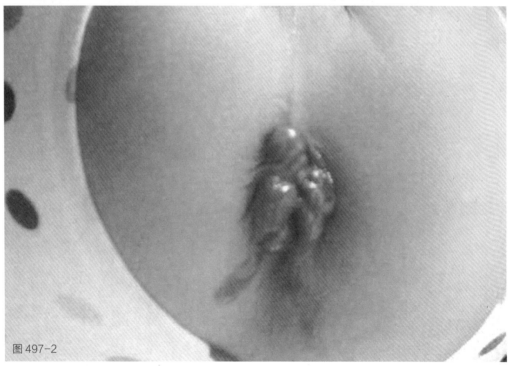

图 497-2

图 497-1　患儿外痔。多由长时间的大便干结、哭闹、咳嗽、腹泻导致。

图 497-2　与图 497-1 为同一患儿。此为不同就诊时间的外痔。

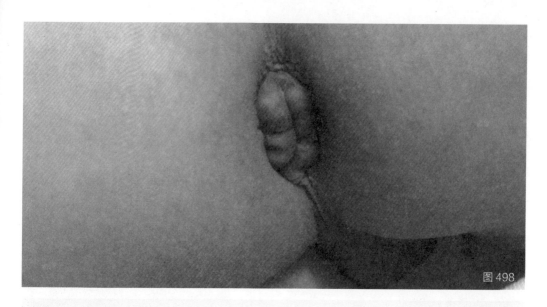

图498　患儿外痔。

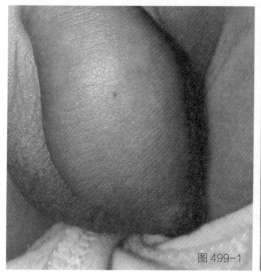

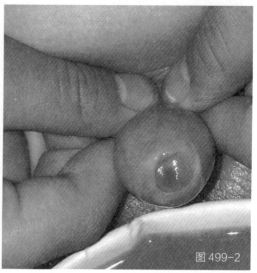

图499-1　男,5岁。龟头红肿,多因包皮内感染所致,可因小儿玩耍污染或包皮过长、尿垢增多继发感染。小儿第二性征尚未发育,不推荐过早行包皮环切术。现症:反复感冒,面色萎黄,口臭,二便可,舌红,苔白厚腻,心肺常。诊断:易感冒,亚健康。

图499-2　与图499-1为同一患儿。尿道口感染充血明显,严重者可引起患儿在排尿时疼痛。

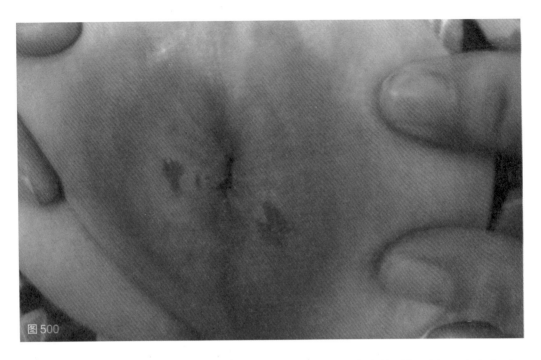

图 500　患儿红臀，肛周皮肤破损，因触痛患儿往往有阵发性哭闹现象，多责之于长期腹泻，或局部长时间尿布浸渍。

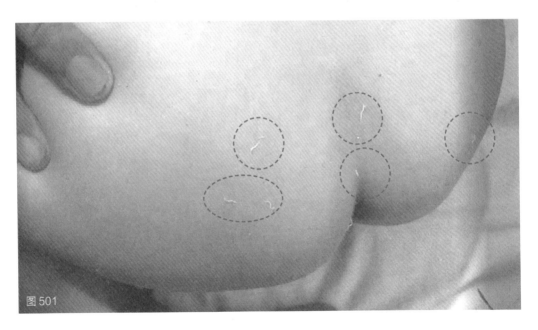

图 501　患儿蛲虫病。多由饮食不洁感染虫毒所致，易造成群体发病。小儿常表现为肛门瘙痒，小婴儿多表现为夜啼，夜间更易在肛门周围见到虫体。

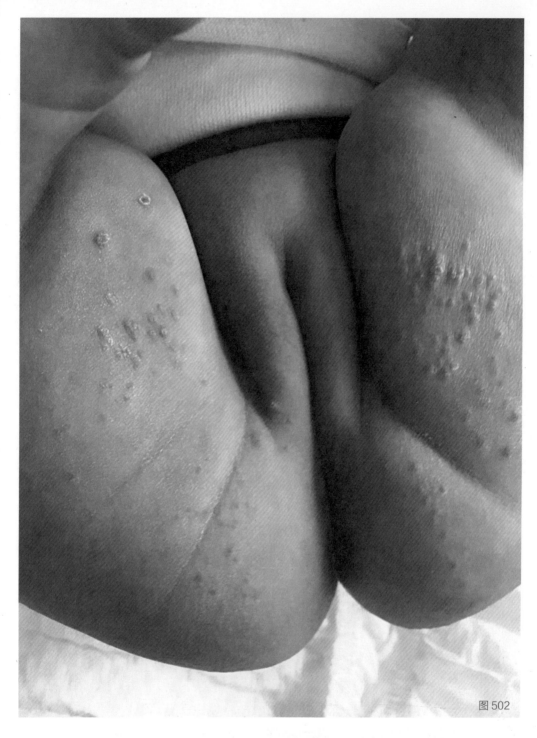

图502 女，5个月。婴儿尿布皮炎，多见于长时间的尿布浸渍皮肤所致，可伴瘙痒，常因瘙痒而哭闹。高敏体的患儿更易发生，常伴湿疮。

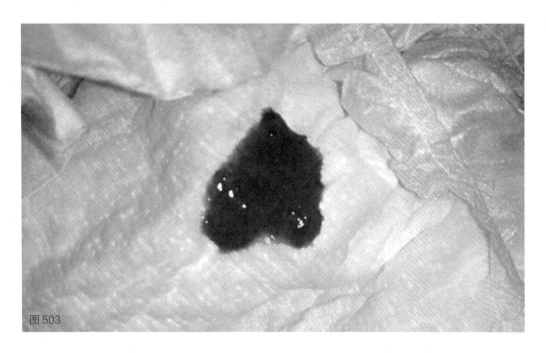

图503

图503　4个月。大便墨绿色，稀糊状，可责之于风寒外感，也可因于奶量不足。

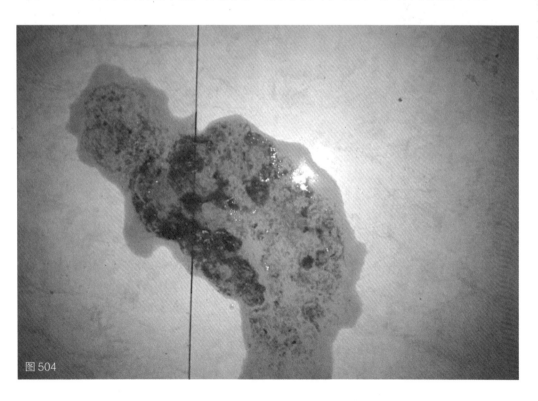

图504

图504　6个月。大便绿色，稀水样，可见少许泡沫，风寒外感多见。

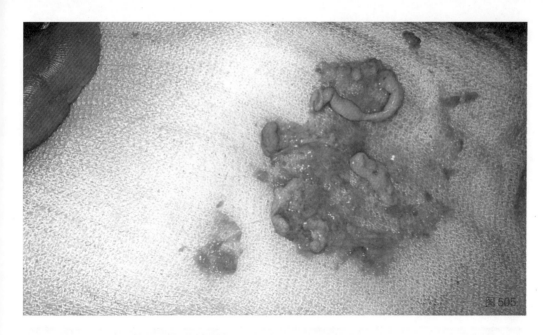

图505　7个月。大便绿色，细条状，积滞夹外感多见。

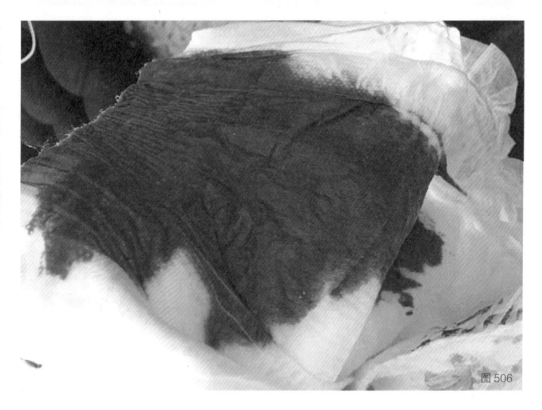

图506　患儿大便黄绿色，稠糊状，食滞多见。

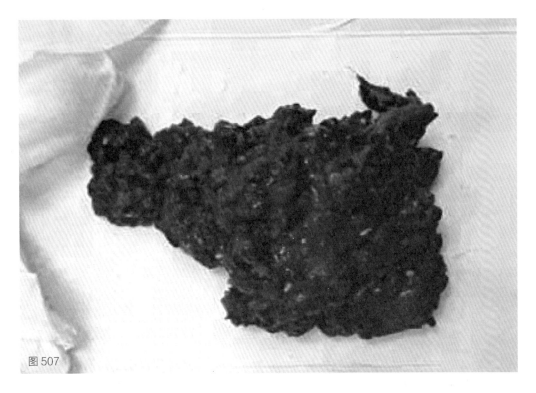

图507　4个月。大便深褐色，含不消化食物残渣，食滞内热多见。

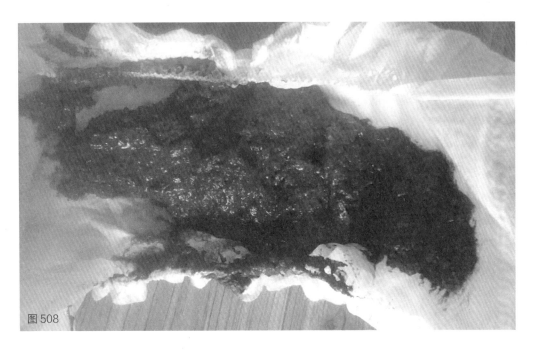

图508　5个月。大便灰褐色，湿热、伤食多见。

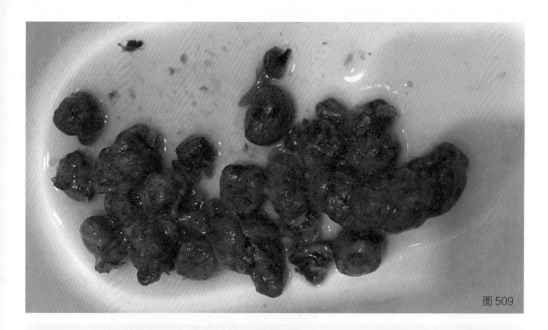

图509 女，1岁2个月。大便干结，数日一解，大便黑色或墨绿色，呈球状。

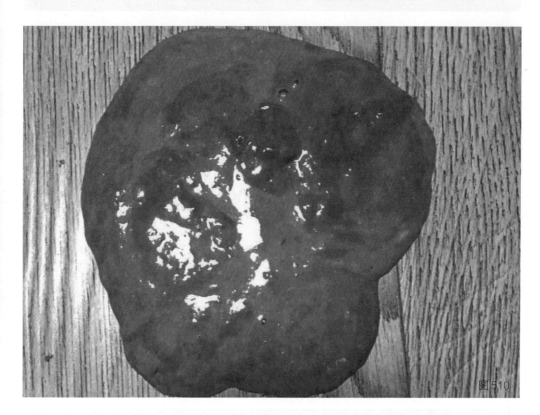

图510 患儿大便绿色，糊状，多责之于风寒外感、饮食停滞、食量不足。

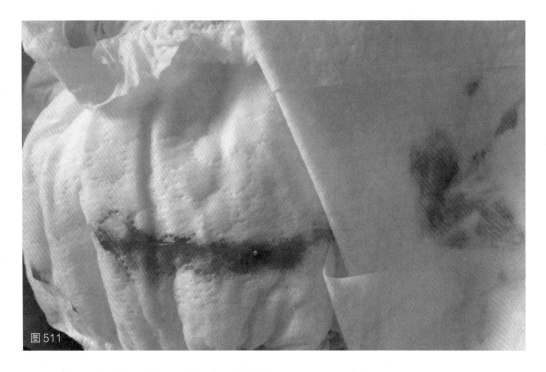

图511　患儿大便下鲜血，多见于痔疮出血。也可见于痢疾。

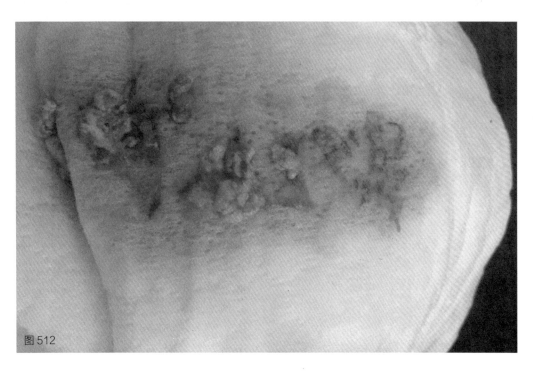

图512　患儿大便黄绿色含血，可见于痔疮、腹泻。

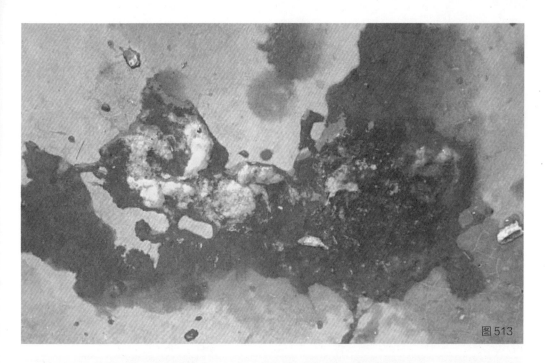

图513　5个月。大便蛋花汤样，伤食、外感、秋季腹泻均可见到。

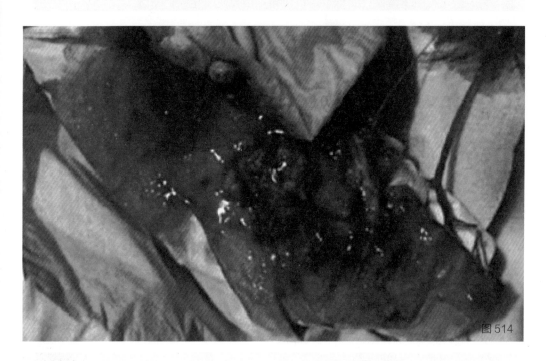

图514　女，4岁9个月。呕吐血性胃内容物。因卧眠状鼻腔出血，反流入胃，受血液刺激，咳嗽后呕出。查看鼻腔可见出血痕迹，以判明出血来源。

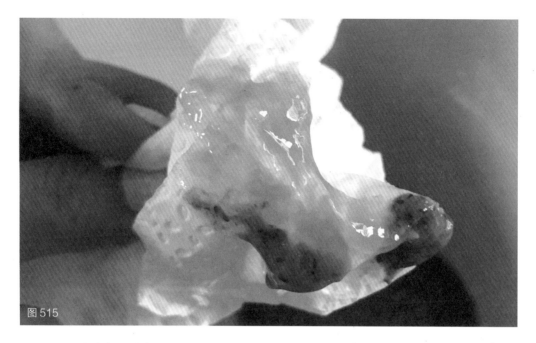

图515　黏液便。大便呈淡黄色，黏液状，如鼻涕样，多责之于湿热为患，常见于
婴儿泄泻或痢疾。

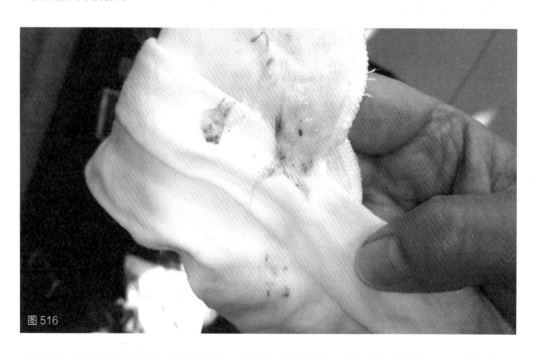

图516　患儿咳嗽较甚，痰中带有少量咖啡色分泌物，多因剧烈咳嗽而致细支气管
血管破裂，出血在呼吸道存留较久呈咖啡色。多随咳嗽的消失而自愈，无须特别处理。

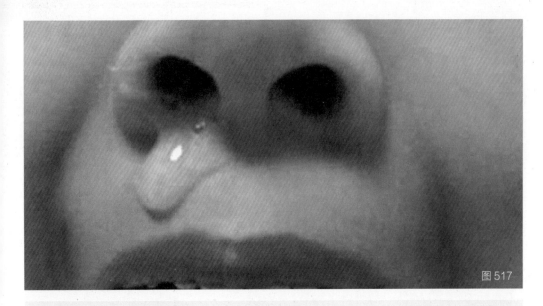

图517 女，6岁。咳嗽明显，白色黏涕，舌质淡红，苔薄白。诊断：咳嗽夹食滞。涕白、涕黄是辨别寒热的主要征象。

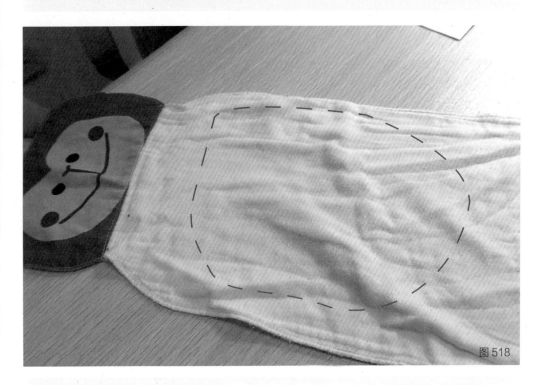

图518 患儿黄汗，背部汗出较多，黄色，可见背部汗巾染成了淡黄色，原因不明，中医责之于湿热为患。现症：反复咳嗽，夜咳著，舌红，苔白。